장수하는 뇌

장수하는 뇌

長寿脳

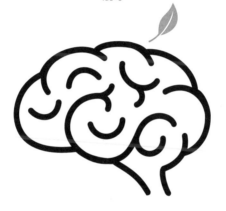

시라사와 다쿠지 지음 **정연이** 옮김

매일경제신문사

과학적으로 뇌를 젊게 되돌리고
수명을 늘리는 인생 전략

12년 전에는 100세 넘게 사는 사례가 아주 드물었던 터라 그 즈음 출간한 책에 '100세까지 질병 없이 사는 방법'이라 적어놓고 세상에 큰 파문을 일으킬 문구라며 뿌듯해했던 기억이 있다. 100세를 넘긴 나이에도 왕성하게 활동하는 사람들이 적지 않다. 그야말로 100세 시대가 현실로 다가왔다. 그 뒤로 이제는 100세를 넘어 '120세 시대'라는 말이 심심치 않게 들려온다. '100세 시대' 다음은 '120세 시대'인 것이다.

120년 수명의 근거는 '인간의 세포에 있는 텔로미어telomere의 수명이 120년이므로 문제만 없으면 120년까지도 살 수 있을 것'이라는 발상에서 비롯됐다. 나는 이 가설을 있는 그대로 믿는 것에 동의하는 것은 아니다. 하지만 뇌와 신체를 120년 동안 건강히 유지하는 것은 가능하다. 어렵지만 불가능하지는 않다.

그런 생각을 하고 있던 때에 이런 질문을 받았다.

"120세까지 건강하게 살기 위해서는 어떻게 해야 하죠?"

100년 사는 게 당연해지는 시대에 두뇌와 신체 모두 건강한 상태로 보다 더 오래 살고 싶은 마음이 드는 건 자연스러운 일이다.

나는 도쿄 노인종합연구소에 소속된 연구원이자 준텐도 대학교 대학원에서 노화 제어의학 강의를 담당하는 교수로서 30년 넘게 초고령자에 관해 연구해왔다. 100세를 넘긴 2,000명 이상의 건강 데이터를 수집하고 청취조사도 해왔다. 지금은 환자를 직접 진료하는 임상의로서 지금까지 알아낸 방대한 증거자료를 통해 실천할 수 있는 방법을 골라 환자를 진료할 때 활용하고 있다.

2017년에 도쿄 오차노미즈 건강장수 클리닉을 직접 개원한 뒤 지금까지의 연구 성과를 적극 활용하면서 환자들의 뇌를 치료하고 있다. 알츠하이머병, 치매, 자폐스펙트럼, 조현병, 아스퍼거증후군 등 환자들의 뇌를 치료하기 위하여 해독요법과 신경 재생 치료를 접목한 프로그램을 운용한다. 동시에 군마현의 다테바야시라는 곳에서는 간병 서비스를 제공하는 유료 노인요양시설도 운영하고 있다.

어느 날 문득 이런 생각이 떠올랐다. '지금까지 쌓아온 연구 성과와 환자들을 진료할 때 좋은 결과를 가져온 조언을 결합해서 120세라는 벽을 열심히 공략하면 인간이 두뇌와 신체 모두 건강한 상태로 장수할 수 있지 않을까?'

이 책에는 그런 가능성을 실현하기 위한 방법들을 다양한 관점에서 설명했으며 자신 있게 말할 수 있는 점만을 담았다.

아직은 120세를 넘긴 사람의 기록이 없다

잔 루이즈 칼망Jeanne Louise Calment이라는 이름의 프랑스 여성이 세계 기네스북에 '122년 164일 동안 살았다'라고 등재돼 있기는 하다. 그러나 호적의 정확성 문제 탓에 지금으로서는 이 기록에 회의적인 연구자가 많고 그 진상은 밝혀지지 않았다. 세계 2위 장수인물로 기록된 다나카 가네田中カ子라는 일본인 여성은 119세의 나이로 2022년 4월에 사망했다. 출생증명이 확인된 최고령자 중 120세에 도달한 사람은 없다고 볼 수 있다. 그러나 건강히 살겠다는 강한 의지로 현대 과학을 동원하고 인간의 지혜를 발휘한다면 120세까지 생존하는 사람들이 하나둘 나타나게 될지 모른다.

120세까지 자신다움을 유지하며 건강하게 살 수 있을지는 지금부터 수십 년 동안 하루하루를 어떻게 지내는가에 달렸다. 지금 40대, 50대인 사람은 링 위에 오른 상황이다. 이미 70대, 80대인 사람도 포기하기에는 이르다. 아직 인생은 한참 남았다. 장수할 수 있는 시대에 태어난 이 좋은 기회를 놓치지 말고 튼튼한 두뇌와 신체를 유지해 끝까지 자신답게 살아보자.

차례

제3장 식사를 바꾸면 뇌가 장수한다

제1장

장수하는 뇌

120세까지 건강하게 사는 방법

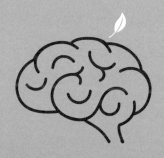

인간은 정말 120세까지
살 수 있을까?

　지금으로부터 불과 20여 년 전인 1990년대만 해도 100세까지 건강을 유지하면 주목을 받았다. 당시에는 100세에도 자기 발로 걷고 자기 입으로 밥을 먹고 인지 기능도 저하되지 않은 사람을 보면 놀라워했다. 하지만 요즘은 100세까지 산다고 해도 그때만큼 놀라는 사람이 없을 것이다. 정정한 80대, 90대를 보는 일은 이제 드물지 않다. 100세는 몰라도 90세까지 사는 건 평범한 일이 되어가고 있다.

　오랫동안 장수를 연구한 나는 인간의 세포 안에 있는 염색체인 텔로미어의 최장 수명이 120년이라는 이유만으로 인간이 120년 동안 살 수 있다고 단언하는 건 성급하다고 생각한다. 그렇지만 최근에는 텔로미어를 잘 보존하면 120세까지 살 수 있다는 주장이 기정사실인 것처럼 확산되는 추세다.

현재 세계 최고령자로 기네스북에 오른 인물은 잔 루이즈 칼망이라는 프랑스 여성이다. 122세까지 산 것으로 기록에 등재돼 있다. 그 기록에는 고령이 된 칼망 씨가 중간에 자기 재산을 지키기 위해 자신의 딸과 호적을 바꿔치기 했다는 의혹도 함께 수록돼 있기는 하다.

그 다음으로 가장 장수한 사람은 2022년 4월 사망한 일본인 여성 다나카 가네로 당시 119세였다. 입원과 퇴원을 반복했지만 침대에만 누워 지내던 상태는 아니었다고 한다. 2005년에 네덜란드 여성 헨드리케 반 안델 시퍼Hendrikje van Andel-Schipper는 115세의 나이로 사망했다. 사망한 뒤 그녀의 뇌를 관찰한 결과, 노인에게서 발견되는 병리학적 변화가 거의 보이지 않았다고 한다.

일단 뇌의 인지가 정상적으로 기능해야

120세까지 건강하게 산다는 것의 기준은 무엇일까. 최소한 뇌의 인지 기능이 떨어지지 않은 상태로 아무런 문제없이 스스로 식사를 할 수 있고 제 발로 걸을 수 있는 상태여야 한다고 생각한다. 기네스북에 등재되지는 않았더라도 다나카 가네와 헨드리케 반 안델 시퍼 외에 116~118세까지 건강하게 생존한 사람은 알게 모르게 있을 수 있다. 120세까지 산다는 건 인류 역사상 최대수명으로, 학계에서도 종종 논란이 되는 사안이다. 불과 몇 년 차이일 수 있으나 인간의 한계 수명을 놓고는 아직 의견이 하나로 좁혀지지 않았다.

평균수명 파악하는 법

일본은 현재 세계 장수국가 1위다. 이 한 문장만 보면 일본인은 장수한다는 말 같다. 물론 오래 사는 사람이 많으면 평균수명이 늘어나는 게 사실이지만 이것이 전부는 아니다.

평균수명이 늘어나는 데는 여러 가지 요인이 있다. 일단 젊은 나이에 사망하는 사람이 적어야 한다. 특히 영유아의 사망률이 높은 나라는 평균수명이 줄어들 수밖에 없다. 뇌경색, 심근경색, 암 등 목숨을 위협하는 질병에 적절한 조치를 하지 못하는 환경도 평균수명을 단축시킨다.

몇 십 년 전까지는 암이 불치병이었고 뇌나 심장의 혈관이 막히면 살아날 방법이 없었다. 그러나 요즘에는 초기에 발견하기만 하면 몇몇 암의 경우 완치할 수 있다. 또 중요한 혈관

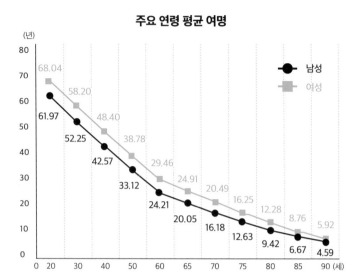

주요 연령 평균 여명

(년)

출처: 일본 후생노동성, 〈간이생명표〉, 2020.

이 막혀도 재빨리 조치하면 목숨을 부지하는 건 물론이고 후유증 없이 치료할 수 있다. 최신 의료기술이 보다 많은 사람들에게 적용될수록 평균수명도 길어지게 된다.

일본은 누구나 필요한 의료 서비스를 받을 수 있는 나라인데 바로 이런 점도 평균수명을 늘리는 이유 중 하나다. 최신 의료기술 중에 보험이 적용되지 않는 것이 있기는 하지만, 첨단 의료 기술로 치료받을 기회는 누구에게나 열려있다.

100세 시대의 문제점

침대에 누워있어야만 할 정도로 노쇠하더라도 의료와 간병 서비스를 통해 계속 살아갈 수 있게 된 현대 환경이 평균수명을 늘리는 데 한몫했다. 100세 시대라는 말이 나오기 시작했을 때, 병상에서 생활하기 시작하는 평균나이와 사망하는 평균나이 사이에 몇 년 정도 시차가 있는지를 놓고 논의가 활발했다.

평균수명이라는 데이터만 보면 그 몇 년의 시차는 파악할수가 없다. 중요한 건 되도록 병상 생활을 하지 않고 천수를 누리는 것이다. 이를 위해 알아야 하는 정보를 이 책에서 전하고자 한다.

평균수명이 짧은 사회나 시대라고 해서 장수하는 사람이 적은가 하면 꼭 그렇지는 않다. 시대를 조금 거슬러 올라가서 장수에 대해 생각해보자. 일본 에도시대(1603~1867)의 평균수명은 35~40세 정도로 추산된다. 그렇다고 에도시대 사람들이 전부 35~40세 즈음 사망한 건 아니다.

예를 들어, 당시 유행한 홍역은 수많은 아이들의 목숨을 앗아간 탓에 이 재해만으로 평균수명이 훅 줄어들곤 했다. 전염병으로 젊은 사람들이 한꺼번에 목숨을 잃으면 평균수명이 대

폭 줄어드는 것이다.

평균수명보다 2배 넘게 장수한 사람들

한방약을 스스로 제조하거나 자신만의 건강법을 실천했다고 알려진 도쿠가와 이에야스德川家康는 75세의 나이에 숨졌다. 에도시대의 건강법을 정리한 《양생훈養生訓》의 저자 가이바라 에키켄貝原益軒은 향년 85세로, 83세 때에도 치아가 전부 남아있었고 시력도 떨어지지 않았다는 기록이 있다.

네덜란드 의학을 공부하고 《해체신서解体新書》라는 번역서를 남긴 스기타 겐파쿠杉田玄白도 85세까지 살았다. 에도시대에 활약했던 유명한 미술가 가쓰시카 호쿠사이葛飾北斎는 향년 90세로 숨을 거뒀다. 일본의 마지막 쇼군이었던 도쿠가와 요시노부德川慶喜는 77세까지 살았으며 쇼군 중에서 가장 장수한 인물이다.

도쿠가와 요시노부는 쇼군의 자리에서 내려오고 나서 사진, 사냥, 바둑, 일본의 전통 음악 요쿄쿠謡曲 등 다양한 취미에 푹 빠져 지냈다고 하는데 스트레스를 별로 받지 않은 덕분에 오래 산 것 아닐까 싶다. 건강법과 의학을 활용한 도쿠가와 이에

야스, 가이바라 에키켄, 스기타 겐파쿠는 장수했다.

당시 평민의 수명을 자세히 알기는 어렵다. 하지만 평균수명이 짧다고 해서 모든 사람이 단명하는 건 아니었다. 평균수명이 짧았던 에도시대에도 옳은 지식을 알고 실천한 사람은 장수할 수 있었다.

그렇다면 지금은 에도시대와 무엇이 달라졌을까? 여러 가지를 들 수 있겠지만, 가장 큰 차이점은 에도시대에 비해 현대인들이 훨씬 더 많은 선택지를 갖게 됐다는 사실이다.

현대 사회를 살아가는 우리는 배고플 때 어떻게 할까?

· 엊그제 사둔 간식거리로 출출함을 달랜다.

· 편의점에서 도시락이나 빵을 산다.

· 패스트푸드점에서 먹을 것을 사 먹는다.

· 근처 마트에서 반찬을 사 온다.

· 냉동실 속 레토르트 제품을 전자레인지로 데워 먹는다.

· 집에 있는 재료로 요리한다.

몸 상태가 좋지 않을 때는 어떻게 할까?

· 잠시 누워있어 본다.

· 약국에서 약을 사서 먹는다.

· 찜질을 해본다.

· 영양제를 먹는다.

· 병원에 간다.

조금 더 상상력을 더해서 80세가 넘은 나이에 암 같은 난치병에 걸렸다면 어떻게 할까?

· 결과가 어떻게 되든 일단 수술을 받는다.

· 항암제나 최신 치료제를 시험한다.

· 의약품 임상 시험에 참가한다.

· 고통을 덜어주는 조치를 받는다.

· 대체요법을 해본다.

선택지의 다양함은 무기가 된다

배고픔을 달래야 하거나 건강이 좋지 않을 때 고를 수 있는 선택지만 나열해도 이렇게 많다. 그 외에 생활습관이나 운동, 교육 방법, 일하는 법, 이동 수단까지 고려하면 현대인에게 주어진 선택지는 헤아릴 수 없을 정도로 많다. 어떤 선택을 할 것인지 그 방향 설정이 바로 '장수하는 뇌'로 가는 핵심이다.

'장수하는 뇌'란
무엇인가?

　내가 생각하는 '장수하는 뇌'의 조건은 병리학적으로 말하면 '뇌의 기능을 방해하는 물질이나 뇌의 신경을 공격하는 요소가 적은 상태를 유지하는 것'이다. 따라서 뇌에 필요한 영양소를 충분히 공급하는 것이 중요하다. 전부 무엇을 먹느냐에 크게 좌우되는 부분이다.

　그리고 의외로 중요한 조건이 하나 더 있다. 바로 뇌가 스트레스를 받지 않도록 머리를 사용하는 것이다. 오랫동안 진행했던 나의 연구와 그동안 환자 수천 명을 진료하면서 직접 겪은 나의 경험을 토대로 도출한 결론이다.

　뇌는 개성이 몹시 뚜렷하므로 사람마다 잘하는 것과 못하는 것이 다르다. 뇌가 못하는 일을 억지로 하게 하면 계속 스트레스를 받을 뿐이다. 못하는 일을 억지로 할 필요는 없다. 반대로 잘하는 것을 지속해서 뇌의 개성을 키워주면 좋다. 뇌를 어떻게 사용하느냐에 따라 장수하는 뇌가 될 수도 있고 그 반대가 될 수도 있다.

잘하는 일에 뇌를 쓰는 것이 좋다

예를 들면, 나는 초등학생 시절부터 수학은 잘했지만 국어는 어려워하는 뼛속부터 이과 스타일인 아이였다. 그리고 60대가 된 지금도 여전히 수학을 잘하고 언어에 약한 것으로 미루어 봤을 때 내 강점과 약점은 어릴 때 그대로다. 한때 언어 능력을 키우려고 마음먹은 적이 있었지만 훈련으로 되는 일이 아니었다. 나이가 들면서 언어 이해력이나 언어 사용 능력이 저하된 게 아니라 원래부터 언어에 관한 능력이 좋지 않았다. 이것은 내가 가진 뇌의 개성이다.

물론 아이 때에는 모든 과목을 빠짐없이 골고루 학습하는 게 어느 정도 필요하다. 다만 어른이 된 후에도 못하는 일에 힘을 쏟으면 뇌를 지치게 할 뿐이다. 뇌를 잘하는 영역에 사용하면 얻는 게 훨씬 더 많고 뇌를 오랫동안 건강하게 유지할 수도 있다.

컴퓨터를 사용할 때도 드러나는 뇌의 개성

나는 글에 재능이 없으면서도 매일 같이 컴퓨터 앞에 앉아 원고를 작성한다. 글을 쓸 때 워드를 사용하는 사람이 많을 텐데, 나는 오히려 워드가 너무 불편해서 파워포인트를 이용한다. 슬라이드 안에 표나 그래프를 배치하고 난 다음 빈 곳에 글을 채우는 방식으로 써 내려간다.

일을 할 때에 특정 소프트웨어 프로그램을 사용해야 한다는 제한이 없다면 자신이 더 편하게 느끼는 프로그램을 이용해서 자료를 만들어야 효율적으로 작업할 수 있다. 사람을 문과와 이과로 나누는 분류법은 옛날부터 있었다. 뇌의 개성을 요즘 스타일로 컴퓨터 작업 방식에 비유해 분류하자면 이렇지 않을까?

워드형 인간

· 언어에 능하고 문서 작성 소프트웨어인 워드 프로그램 사용에 능
  숙하다.

엑셀형 인간

· 숫자를 잘 다루고 스프레드시트 소프트웨어인 엑셀 프로그램 사용에 능숙하다.

파워포인트형 인간

· 공간지각능력이 좋고 프레젠테이션 소프트웨어인 파워포인트 프로그램 사용에 능숙하다.

직관적이라고 알려진 맥Mac 운영체제와 사용법을 친절하게 표시해 주는 윈도즈Windows 운영체제 중 무엇이 더 쓰기 편한지도 뇌의 개성이 드러나는 부분이라고 볼 수 있다.

잘하지 못하더라도 반드시 해야 하는 일은 누구에게나 있다. 다만 어떤 방식이 스트레스를 줄일지 연구해서 뇌를 편안하게 하는 게 중요하다.

뇌의 개성을 살리자

저마다 특징이 있는 뇌의 개성을 살리는 게 '장수하는 뇌'로 가는 길이다. 가령 매일 하는 업무나 집안일이 생각대로 잘 풀리지 않아 초조해지거나, 의욕이 생기지 않는다면 다른 방법을 시험해보는 건 어떨까?

예를 들어 일할 때 사용하는 소프트웨어를 바꿔본다든가, 보고서 형식을 바꿔본다든가 하는 식으로 말이다. 집안일이라면 새로운 식기나 가전제품을 들인다거나, 가사 대행 서비스를 이용한다거나, 가족 구성원끼리 가사 분담을 다시 해서 잘 안 되는 영역은 다른 사람에게 맡겨보는 것도 좋은 방법이다. 더 나은 방법을 찾아낼수록 뇌에 가는 부담이 줄어들 것이다.

취미나 스포츠도 마찬가지

처음부터 '나랑 잘 맞는 것 같은데? 아주 재미있어!' 이런 기분이 든다면 자신의 뇌와 잘 맞는 활동이라는 신호다. 만약 '예전부터 피아노를 치고 싶었는데 막상 쳐보니까 그냥 그랬어' 이런 생각이 들 때에는 바이올린이나 플루트 등 다른 악기에 도전하다 보면 자신에게 잘 맞는 게 무엇인지 알게 될지 모른다.

다른 사람으로부터 건강에 좋다고 적극 추천을 받아 명상이나 요가를 시작했는데 잘 맞는 느낌이 없다면 굳이 지속할 필요는 없다. 맞지 않는 걸 거듭 시도할 시간에 차라리 새로운 것에 도전해서 가능성이 보이는 활동을 찾는 게 훨씬 더 효율적이다.

자기 뇌의 개성에 맞춘 삶의 방식

힘들더라도 연습하다 보면 점점 나아지리라는 생각은 공연히 뇌에 짐만 얹는 사고방식이다. 어느 정도 해보고 힘들면 얼른 포기하자. 맞지 않는 것을 억지로 붙잡고 있어봤자 뇌에 좋은 일은 하나도 없다.

자신이 못하는 일을 무리해서 계속한다면 뇌에 스트레스를 주게 되는 것은 물론이고 장기적으로 커다란 악영향이 미칠 수도 있다. 자기 뇌의 개성에 맞춰 사는 것이 분명 즐겁고 편하게 사는 방법이다. 그래야 삶이 훨씬 더 잘 풀릴 것이기도 하다. 이게 바로 장수 모드로 뇌를 사용하는 방법이자 '장수하는 뇌'를 만드는 비결이다.

120세 시대의 근거,
텔로미어란?

'텔로미어의 최장 수명이 120년이므로 인간은 최대 120년까지 살 수 있다'는 주장이 많이 회자되고 있다. 우선 텔로미어가 무엇인지부터 알아보자.

텔로미어는 세포 내에 존재하는 염색체의 끝부분에 있다. 염색체는 유전정보를 포함한 DNA가 접힌 것으로, 인간의 세포에는 제각기 46개의 염색체가 들어있다. 염색체의 양 끝에는 46개의 염색체가 분해되지 않도록 텔로미어라는 뚜껑 같은 것이 씌워져 있다. 쉽게 말해 실(=DNA)을 엮은 신발 끈(=염색체)이 풀리지 않도록 끝을 감싸고 있는 잠금 캡(=텔로미어) 같은 것이다.

염색체 끝부분에 텔로미어가 없으면 엑소뉴클레아제

exonuclease라는 효소에 의해서 염색체가 깎여 염색체 자체가 손상을 입는다. 염색체는 46개가 한 묶음이므로 그중에 1개라도 손상되면 그 세포는 살아남지 못한다. 텔로미어는 그만큼 중요한 존재다.

'텔로미어가 긴 사람은 오래 산다'는 주장도 있다. 아기 때는 텔로미어가 길고 나이가 들수록 짧아진다는 건 이미 알려진 사실이다. 따라서 텔로미어와 노화가 관련 있다고 보는 연구자가 많으며 실제로도 그렇다고 생각한다.

텔로미어 120년 이론의 약점

애당초 텔로미어의 수명이 120년이라는 건 몇 가지 계산식을 조합해 도출한 추론이다. 자세히 말하면 '세포는 어떤 속도로 분열을 반복하는데, 한 번 분열할 때 텔로미어가 얼마나 짧아지는지 계산해보니 120년이라는 결과가 나왔다'는 것이다.

그 계산식과 관련 있는 게 코끼리, 쥐, 인간의 심장 박동 수다. 코끼리의 심장 박동 수는 분당 20회 정도이고 수명은 70년 정도다. 쥐의 심장 박동 수와 분당 600~700회이고 수명은 2년 정도다. 이것을 토대로 코끼리와 쥐를 비교해보자.

텔로미어는 신발 끈 끝에 달린 잠금 캡 같은 것

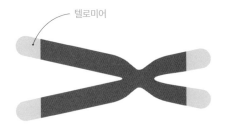

텔로미어

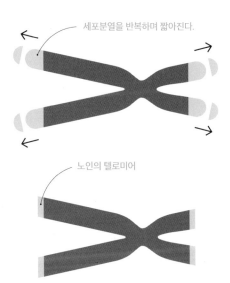

세포분열을 반복하며 짧아진다.

노인의 텔로미어

코끼리의 심장 박동 수에 수명을 곱한 숫자와 쥐의 심장 박동 수에 수명을 곱한 숫자가 거의 같다는 결과가 나온다. 이두 가지 예시에 덧붙여 거북이 등 다른 동물로도 계산을 넓혀보면 어떤 방정식이 도출된다. 어느 정도의 논리는 갖춘 결과다. 그리고 사람들은 이 계산식을 믿는다.

그러나 심박수와 수명을 이용한 계산식을 근거로 도출한 '텔로미어 수명 120년 가설'이 나에게는 좀처럼 현실적으로 다가오지 않는다. 우리가 의지를 갖고 살아가는 한 계산식과는 별개로, 우리가 원하는 방향으로 나아가게 될 것이다.

나날이 발전하는 의료기술과 예방의학을 활용하면 머지않아 120세 넘게 사는 사람이 나올 가능성은 충분하다. 현대 사회에서는 CT, MRI 등 첨단 의료 기기를 이용해서 다양한 질병을 발견할 수 있다. 증상을 발견하면 치료도 할 수 있다. 예전에는 불치병이었던 암조차 새로운 치료법이 생긴 뒤로 완치되는 사례가 늘었다. 생활습관병은 철저하게 예방하면 막을 수 있다. 감염병 중에는 치료제가 개발된 덕분에 역사 속으로 완전히 사라진 병도 있다. 그리고 수명을 늘리는 방법에 대해 세계 곳곳에서 연구가 진행되고 있다.

텔로미어가 짧아지는 원인

수명의 핵심 열쇠를 쥔 텔로미어와 텔로머레이스telomerase(텔로미어의 길이를 늘이는 특이 효소–옮긴이)의 구조를 발견한 공로로 2009년에 노벨 생리학·의학상을 받은 3명 중 1명인 엘리자베스 블랙번Elizabeth Helen Blackburn 교수 연구실의 심리학 연구원이 백혈구 속 텔로미어에 관한 연구 성과를 발표했다.

이 논문에 의하면 학대를 받은 사람, 병간호하는 간병인, 알츠하이머병을 앓는 가족을 돌보는 사람 등 스트레스를 극심하게 받는 이들의 텔로미어를 조사해보니 대체로 짧아져 있는 사실을 알 수 있었다고 한다. 연구원은 '스트레스가 텔로미어의 길이에 영향을 준다'는 한 가지 결론을 내렸다. 이 외에도 비슷한 내용의 논문이 여러 개 있다.

백혈구 외의 다른 신체 장기 안에 있는 텔로미어에 대해 언급한 논문은 아직 없지만 만약 다른 장기로 연구했더라도 비슷한 결론이 나오지 않았을까.

심한 스트레스를 피하자

평소 '이러다가 제명에 못 죽지'라며 한숨이 흘러나올 정도의 스트레스와 함께 회사 일이나 집안일을 해온 사람은 뜨끔했을 것이다. '수명이 단축됐다!' 싶을 정도로 무서운 일을 경험한 사람도 마찬가지일 것이다. 실제로 텔로미어가 짧아졌을 가능성이 있다.

또 부모가 치매에 걸렸을 때 자녀가 부모를 돌보면 부모는 오래 살 수 있겠지만, 그 대신에 자녀의 텔로미어가 짧아질 확률이 높다. 최근 주목받고 있는 '가족 돌봄 청소년Young Carer'도 문제다. 심한 스트레스를 지속적으로 받지 않는 게 중요하다.

다행히 텔로미어의 길이를 늘이는 기능을 지닌 줄기세포가 있기 때문에 일시적인 스트레스로 텔로미어가 짧아지고 수명이 다할 일은 없다.

인생의 마지막 장,
어떻게 막을 내릴 것인가

　나는 도쿄에서 일본 각지로부터 찾아오는 환자들의 신경 재생 치료를 돕고 있다. 그와 동시에 군마현의 다테바야시라는 곳에서 간병 서비스를 제공하는 유료 노인요양시설을 운영하고 있다. 내가 오랫동안 연구해온 노화방지의학의 성과를 한데 모아 '모든 사람이 자기 삶의 질을 그대로 유지하며 지내기를 바라는 마음'을 신념으로 삼고 항상 노력하고 있다.

　2022년에 100세를 맞이하는 입주자도 있는데 여전히 아주 건강하다. 입주자의 건강 상태는 매주 빼먹지 않고 체크한다. 내 입으로 말하기는 그렇지만 '다테바야시 노인요양시설에 입주하면 건강해진다'는 소문이 자자하다. 건강하게 장수하는 분들을 위한 주거 시설과 환경을 제공하고 있다는 사실에 자부심을 느낀다.

'장수하는 뇌' 이야기를 잠깐 멈추고 노인요양시설에 관해 말하자면, 나는 노인요양시설이 신체 돌봄 외의 사항들에도 신경 써야 한다고 생각한다. 노인요양시설에 입주하려는 사람은 대체로 돌봄이 필요하고 인생의 후반부를 향하고 있는 사람들이다. 인생을 모두 열 개의 장으로 이뤄진 연극이라고 생각한다면 이미 아홉 번째 장쯤에 도달한 상황이라고 볼 수 있다.

그런데 노인요양시설의 실제 상황을 살펴보면 아홉 번째 장까지는 삶의 질이 높았다가, 마지막 장인 열 번째 장에서 질이 훅 낮아지는 경우가 많다. 그런 사례를 보고 들을 때마다 '인생의 마지막이 그렇게 허무하게 끝나도 괜찮은 걸까?' 하는 생각에 머릿속이 복잡해졌다. 인생의 마지막 장을 보내는 장소에서 아홉 번째 장까지 유지했던 삶의 질을 지켜주는 것이 매우 중요하다고 생각하기 때문이다.

삶의 질과 간호에 대한 고민

책상에 앉아 연구에 몰두하던 때에는 '간호'에 대해 미처 생각하지 못했지만 노인요양시설에 실제로 입주한 사람과 마주하다 보니 새로이 깨닫게 되는 점이 많다.

그 사람이 지금까지 살아온 삶의 가치를 깊이 생각하지 않고 '노쇠한 사람에게는 경관 식이법(입이나 코에 고무관을 넣고 묽은 음식을 흘려보내 영양을 공급하는 방법—옮긴이)을 통해 신체 기능을 유지시킨다'거나 '입으로 음식물 섭취를 하지 못하는 사람의 위에 구멍을 뚫어 직접 영양소를 공급한다'거나 하는 대처가 지나치게 기계적인 치료와 간병 같다는 생각에 걱정하고는 한다.

간호라는 명목으로 어디까지 개입해도 되는 것인지 매사 골똘히 고민한다. 예를 들어 90세가 넘은 사람의 암을 치료할 때는 삶의 질을 기준으로 선택해야 한다고 생각한다. '90년이나 살았으니까' 하는 마음이 아니라 당사자가 걸어온 삶을 최대한 이해하고 그에 가장 어울릴 만한 선택이 무엇인지 고민할 필요가 있는 것이다.

그런데 이때의 '삶의 질'이란 무엇일까? 이 세상에 태어나 80년, 90년 동안 살아온 삶의 의미와 질이란 무엇일까. 그리고 삶의 의미와 질을 어떻게 평가할 수 있을까? '건강장수'를 위해 인생의 마지막 장을 어떻게 보내고, 어떻게 돌보고, 어떻게 간호할지에 대한 문제도 반드시 숙고해야 한다. 이것이 21세기를 살아가는 의료인이 짊어져야 할 과제다.

제2장

장수 뇌 실제 사례

100세 넘게 장수한 사람이 먹은 식단

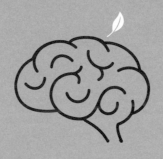

진정한
건강장수의 조건

 나는 현재 환자와 노인요양시설 입주자를 대면하고 진료하는 임상의지만, 5년 전까지는 건강장수를 실현하기 위한 연구에 몰두했다.

 건강장수 연구에 집중하던 시기에 의사인 히노하라 시게아키日野原 重明 선생님(향년 105세)과 프로 스키 선수인 미우라 게이조三浦 敬三 씨(향년 101세)를 만난 적이 있다. 그분들과 대화를 나누면서 논문과 자료만으로는 알 수 없던 '건강장수의 키포인트'를 살짝 엿볼 수 있었다.

100세 나이에도 다른 사람을 위하는 삶

내과 전문의인 히노하라 선생은 100세가 넘어서도 의사로서 환자를 마주하고, 분 단위로 쪼갠 일정을 소화하면서 강연과 집필 활동까지 해냈다.

히노하라 선생은 20세기 일본의 내과 분야를 이끈 인물이다. 고혈압, 당뇨병, 고지혈증 등 당시 '성인병'으로 불리던 질병들을 "성인이라고 다 걸리는 질환이 아니다"라며 1970년대부터 '습관병'이라는 단어를 사용해 부르기 시작한 사람이다. 이 주장을 받아들여 1996년 일본 후생노동성에서 '성인병'을 '생활습관병'으로 개칭했다.* 지금은 당연하게 사용하는 생활습관병이라는 단어를 히노하라 선생이 처음 사용하기 시작했던 것이다.

히노하라 선생은 100세 이후로도 몇 년이나 일정이 차 있었을 정도로 다망한 생활을 오랫동안 지속했다. 의료현장에서 활동하면서 동시에 일본 전역의 초등학교를 방문해 '생명 수업'을 하고, 집필 활동도 활발하게 해나갔다. "다른 사람을 돕

---

* 　일본 외의 국가에서도 용어를 바꿔 사용하기 시작했고, 한국의 대한내과학회에서는 2003년 생활습관병으로 의학용어를 변경했다. (옮긴이)

고 싶다"고 말하던 선생의 모습은 내 인생의 롤 모델이었다.

100세를 맞이한 히노하라 선생을 만났을 때 이런 말을 들었다.

"아이패드를 사서 이걸로 원고를 수정하고 있어."

지금도 선명하게 기억난다. 나이에 상관없이 새로운 뭔가를 시작하는 건 뇌에 자극을 주는 훌륭한 일이다. 하지만 뇌를 위해서, 머리가 굳을까 봐, 의식해서 일부러 노력하는 게 아니라 그냥 자연스럽게 새로운 전자기기를 익히는 점이 히노하라 선생답다고 생각했다.

오랜 세월에 걸쳐 히노하라 선생과 몇 번 만날 기회가 있었다. 그때마다 매번 '내가 일하는 방식은 지금 이대로 괜찮을까?'라고 나 자신을 돌아봤다. 인생 상담을 직접 부탁한 적은 없지만 히노하라 선생의 말 한 마디 한 마디에는 깊은 의미와 신념이 들어있었다. 선생과 만나서 대화를 나누게 된 다음부터는 '사람이 삶의 질을 잃지 않고 나이를 먹어간다는 게 바로 이런 걸까?' 하며 어렴풋이 이해할 수 있게 됐다. 나는 그 뒤로 대선배 의사인 히노하라 선생을 내 마음대로 멘토로 삼고, 임상의로서 최선을 다하겠노라고 다짐하게 됐다.

초인적인 신체 능력의 비결

미우라 게이조 씨는 일본의 1세대 스키를 이끈 인물이다. 아들인 미우라 유이치로三浦雄一郎 씨는 프로 스키 선수이자 등산가와 교육가로 폭넓게 활약하고 있다.

환갑을 넘긴 뒤부터 해외에서 설산 활강을 시작했고 칠순 때 히말라야, 77세 때 킬리만자로, 88세 때 알프스 오트루트 haute route(높은 수준의 경로라는 뜻으로, 프랑스 샤모니에서 스위스 체르마트까지 잇는 200km 길이의 알파인 루트-옮긴이)를 완전히 종주했다. 99세 때는 몽블랑산맥의 빙하에서 활강에 성공했으며 100세에는 미국 유타주의 스노버드에서 자녀, 손주, 증손주까지 4대가 함께 활주했다.

미우라 게이조 씨의 가장 놀라운 점은 나이가 들어도 변함없는 강인한 체력이다. 일반적으로는 걷는 것조차 불안해지는 70대 이후에 세계 곳곳의 눈 덮인 산을 활주한 것인데 이런 신체 능력은 상식을 훌쩍 뛰어넘는 수준이다.

나는 그 경이로운 신체 능력의 비결을 알고자 연구실을 박차고 나가 게이조 씨의 이야기를 들을 기회를 몇 번 얻었다. 신체 능력을 유지하기 위해 매일 운동한다는 말은 예상대로였지만 평소 먹는 식단을 듣고 눈이 튀어나올 정도로 놀랐다.

닭 한 마리를 통째로 압력솥에 조리해서 뼈까지 전부 먹고, 날 달걀을 사과 식초에 담가서 껍데기에 포함된 칼슘도 빠짐없이 섭취한다는 게이조 씨의 식사법은 자연을 넘어 야생의 식사처럼 들렸다.

닭 뼈와 달걀 껍데기 속에 든 것까지 섭취하면 칼슘 섭취량이 하늘과 땅 차이만큼 달라진다. 이 섭취법은 뼈를 튼튼하게 만들기 위해서 대단히 신경 쓴 결과물이다. 환갑이 넘어서도 세계 이곳저곳의 명산을 스키로 활주해낼 만하다는 생각이 절로 들었다.

아내가 사망하자 아들인 유이치로 씨가 함께 살자고 했으나 게이조 씨는 그 제안을 거부하고 혼자서 생활했다고 한다. 어느 누구한테도 방해받지 않고 그동안 지속해 온 생활 방식을 유지하고 싶었던 것이다.

설산을 활주하기 위해서 신체를 단련하고 그에 필요한 영양소를 섭취하는 루틴을 몇십 년이나 지킨 건 실로 대단한 일이다. 분명 히노하라 선생처럼 뚜렷한 신념을 지니고 있었을 것이다.

강한 목표 의식이 낳는 결과

히노하라 시게아키 선생 그리고 미우라 게이조 씨와의 만남 덕분에, '이렇게 살고 싶어', '이걸 해낼 거야' 하는 뚜렷하고 강한 목표 의식을 가진 사람은 신체와 두뇌의 상태를 유지하기 위한 루틴을 아주 자연스럽게 지키려 한다는 것을 확인할 수 있었다.

100년 넘는 세월 동안 뜨겁게 살아온 두 사람의 입장에서 보면 나는 아직 한창 젊은 나이다. 그래서 인생의 의미에 대해 아주 깊이 생각하게 된다. 두 분이 훌륭한 삶의 모델을 보여준 것에 감사할 따름이다.

100세 넘게 장수한 사람들이
실제로 먹던 식단

100세 넘도록 장수한 사람들은 무엇을 먹고 지냈을지 짐작이 가는가? '분명 특별한 건강식을 챙겨 먹었을 거야'라고 생각하는 사람이 많을 것이다.

내가 지금까지 조사한 바로 100년 이상 산 사람은 고령이 된 다음부터는 거의 매일 같은 것만 먹고 있었다. 그리고 직접 차려 먹는 사람이 많았다. 100세가 넘는 사람들은 옛 사회 분위기에 젖어 '주방 일은 남성의 몫이 아니고 식사를 차리는 건 당연히 여성이 해야 할 일'이라고 여길 것만 같다. 그런데 100세 넘게 산 사람들은 남성이라도 자신의 식사를 직접 차려 먹었다.

자녀나 손주와 함께 사는 경우에도 다른 가족들과 같은 음식을 먹지 않고, 항상 자신이 먹는 것을 당연하게 챙겨 먹었다. 그리고 그중 많은 사람이 건강을 생각해서가 아니라 그저 자신이 좋아하는 것을 먹고 싶어서 그렇게 행동하고 있었다.

매일 같은 메뉴여도 괜찮을까?

이렇게 말하면 "매일 같은 걸 먹어도 영양상으로 괜찮을까요?"라고 묻는 사람들이 있다. 만약 골고루 먹지 않아서 건강이 나빠질 정도였다면 100세가 되기 전 60세나 70세쯤에 이미 병을 피하기 어려웠을 것이다. 장수하는 사람은 무엇을 먹었을 때 몸 상태가 좋았고 나빴는지 자기 나름의 경험을 토대로 음식을 가려먹는 게 아닐까?

나이가 많아질수록 음식을 함부로 먹으면 몸이 부담을 느끼게 된다. 먹었을 때 기운이 나는 음식과 자신에게 적당한 양을 스스로 파악하고 섭취하는 것이 몸에 좋다.

통닭을 틀니로 뼈까지 먹고
101세를 산 스키 선수의 식단

스키 선수인 미우라 게이조 씨는 틀니를 사용하던 100세 때에도 압력솥에 닭을 통째로 쪄서 뼈까지 모조리 먹었다. 딱딱한 음식을 먹도록 권하면 "제 이가 아니라서 못 먹어요" 하며 포기하는 사람들이 종종 있다. 딱 맞는 틀니를 맞추면 얼마든지 잘 씹어 먹을 수 있고, 요즘에는 임플란트가 아주 좋아졌기 때문에 빠진 치아를 대신할 방법이 얼마든지 있다.

잇몸만 튼튼하면 딱딱한 음식도 괜찮다

치과 치료에 시간과 돈을 들이지 않아도, 턱 근육이 건재하고 잇몸만 튼튼하다면 딱딱한 음식을 먹을 수 있다. '치아가 없으니까 부드럽고 삼키기 쉬운 것밖에 못 먹겠어' 하며 턱과 잇몸을 사용하지 않기 시작하면 저작 능력이 빠르게 감퇴한 다. 반대로 음식을 씹어서 저작 운동을 하면 뇌의 혈류량이 증가해서 뇌까지 충분한 양의 산소와 영양분이 공급된다. '배만 채우면 된다, 영양소를 섭취하기만 하면 된다'는 생각으로 저 작운동을 소홀히 하는 건 뇌에 좋지 않다.

미우라 게이조 씨가 직접 만들어 먹는
압력솥 통닭찜

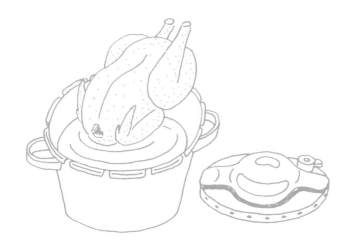

만드는 법

닭을 통째로 넣은 압력솥에 물과 천연 소금을 넣고 조리한다. 뼈가 씹어 먹을 수 있을 만큼 부드러워지면 완성이다. 냉장고에 보관하면 된다.

TIP!

고기, 껍질, 연골, 뼈, 육수까지 전부 먹으면 영양 만점이다. 게이조 씨의 방식대로라면 버릴 게 아무것도 없다.

앞서 게이조 씨가 100세에도 본인의 식사를 직접 만들어 먹은 사실은 밝혔지만, 그가 매일 요리를 한 건 아니다. 한 번에 일주일 치를 만들어서 냉장고에 보관했다. 요즘 유행인 밀프랩meal-prep(식사를 뜻하는 'meal'과 준비를 뜻하는 'preparation'의 합성어로 며칠 동안 먹기 편하게 준비해 두는 식사 옮긴이)의 선두 주자인 셈이다.

닭의 뼈까지 몽땅 씹어 먹는 게이조 씨의 식사법으로는 칼슘을 많이 섭취할 수 있다. 게이조 씨는 모르고 있을 수도 있지만 소, 돼지, 닭의 뼈에서 나오는 육수는 콜라겐, 아미노산, 미네랄, 비타민까지 풍부한 사골 육수다. 사골 육수는 자양강장제 역할을 하고 손상된 장의 점막을 복구하는 작용도 한다. 소염작용을 하는 아미노산은 장의 상태가 좋지 않을 때 발생하는 장누수증후군 예방과 개선에도 효과가 있다.

미우라 게이조 씨가 직접 알려준
장수 음료 초란醋卵

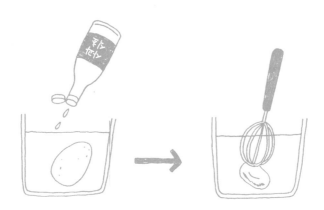

① 날달걀을 물에 잘 씻고 컵에 넣은 다음에 달걀이 잠길 때까지 식초를 붓는다. 랩을 씌우고 실온에 5일 정도 둔다.
② 부드러워지면 껍데기를 제거한다.
③ 식초와 달걀을 섞는다.
④ 취향대로 우유, 요거트, 콩가루, 검은깨, 꿀 등을 섞어 마신다.

TIP!

되도록 좋은 달걀을 사용하고 물로 잘 씻는다. 주방 세제를 사용하면 달걀 껍데기의 작은 숨구멍으로 세제 성분이 들어갈 수 있으니 주의하자. 달걀이 신선한 기간 내에 마실 수 있는 양을 한 번에 만들어두면 편하다.

미우라 게이조 씨는 말년까지 계속 등산했기 때문에 강인한 뼈를 유지하기 위해서 칼슘을 적극적으로 섭취하고 있었다. 달걀 한 판을 커다란 밀폐 용기에 담고 사과 식초를 따라서 초란 만드는 것을 보여준 적도 있다.

달걀을 껍데기째 식초에 담가두면 껍데기에 함유된 칼슘 성분이 녹아내리며 껍데기가 부드러워진다. 5일 정도 담가뒀다가 부드러워진 껍데기를 제거하면 완전히 녹아내린 달걀과 식초가 섞이는데, 이 달걀 식초가 바로 초란이다.

그리고 완성된 초란에 콩가루나 깨 등을 넣어 마신다. 게이조 씨가 일본의 TV 방송 '데쓰코의 방徹子の部屋'에 출연해서 초란에 우유, 요거트, 콩가루, 검은깨, 꿀을 섞은 초란 음료를 만든 것이 크게 화제가 됐다. 한동안 연예인 사이에서 유행하기도 했다. 맛있느냐고 묻는다면… 그건 대답하기 곤란하다.

청어와 오렌지 식단으로
115세를 산 네덜란드 여성

115세까지 산 네덜란드 여성 시퍼 씨가 매일 먹던 음식은 청어와 오렌지다. 어떤 식으로 먹었는지까지는 모르지만, 정해진 일과처럼 먹었다고 한다. 청어가 많이 잡히는 네덜란드에선 갓 잡은 청어를 소금이나 식초에 절여놓고 많이 먹는다. 그러니 네덜란드인 시퍼 씨가 청어를 매일 먹었다는 건 놀라운 이야기가 아니다.

시퍼 씨의 청어와 오렌지 사랑은 유명하다. 청어와 오렌지가 장수에 도움이 되는 식품인지, 장수한 시퍼 씨가 우연히 좋아했을 뿐인지 추측이 오가기도 했다. 115세의 나이로 사망했을 당시 신체와 두뇌의 상태가 확실히 건강했으므로 그를 따라 시도해도 좋을 만한 식품이다.

시퍼 씨 식단을 친숙한 재료로 재구성한

멸치와 레몬 마리네이드

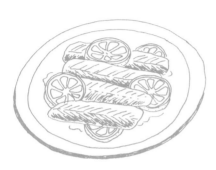

만드는 법

생멸치(생전갱이 등 청어과 생선으로 대체 가능)
와 슬라이스한 국산 레몬을 소금, 와인 비네
거(wine vinegar, 포도주로 만든 식초-엮은이),
엑스트라버진 올리브오일에 절인다.

TIP!

레몬에는 해독 작용이 있어 슬라이스해서 껍
질도 함께 먹는 게 좋다.

신선한 생선에 포함된 EPA(오메가3
지방산의 일종-옮긴이)는 좋은 기름으
로 기억력 유지, 혈전 예방, 소염작용,
면역조절 등 많은 효능이 있다. 청어

대신 비교적 손쉽게 구할 수 있
는 신선한 멸치와 전갱이를 먹
어도 좋다.

한국과 일본에서 소금에 절여
젓갈로 만들어 먹는 밴댕이는
청어과 물고기이므로 시퍼 씨
가 즐겨 먹던 청어와 비슷하다
고 볼 수 있다. 일본에서는 밴
댕이를 '마마카리ままかり'라고 부
르는데, '마마まま(밥)'를 '카리루
かりる(빌릴)' 정도로 맛있어서 이
런 이름이 붙여졌다고 한다. 구
할 수 있다면 도전해보는 건 어
떨까?

시중에 파는 오렌지는 대부분
수입산이라서 아무래도 곰팡이
방지제 같은 화학물질이 들어
있을까 걱정된다. 가능하다면
무농약으로 재배한 오렌지, 귤,
레몬을 껍질째 먹는 게 좋다.

매일 스키야키를 먹고
105세를 산 성악가의 식단

일본의 성악가이자 음악가인 나카가와 마키조 씨는 105세까지 장수했다. 나카가와 씨는 101세 때 풀 오케스트라를 지휘할 정도로 인생의 말년까지 신체와 뇌 모두 건강했다.

나카가와 씨는 젊은 시절부터 매일 스키야키(간장과 설탕으로 맛을 내는 일본식 전골-옮긴이)를 먹었는데, 100세 넘어서도 계속 먹었다고 한다. 100세가 넘는 나이에 출연한 TV 방송에서 "매일 스키야키 먹으면 질리지 않나요?"라는 질문을 받자 그는 "앞으로 20년은 질리지 않을 것 같습니다"라고 대답하기도 했다.

그가 먹는 메뉴는 소고기와 양파만 넣은 스키야키다. 영양소를 따진다면 다양한 재료를 넣어 먹는 게 좋겠지만, 100세를 넘어도 활기차게 생활하는 사람들은 '엘리트 장수인'이나 마찬가지니 영양분이나 섭취 방법 같은 단계는 초월한 것일지도 모르겠다. 고기는 건강에 좋지 않다는 인식이 있지만 나카가와 마키조 씨뿐만 아니라 고기를 즐겨 먹는 사람 중에도 장수하는 사람은 많다.

히노하라 시게아키 선생도 고기를, 특히 '칼질하는 것'을 좋아했다. 어쩌면 나이프와 포크를 사용해 양손으로 고기를 썰어 먹는 행동이 머리를 쓰는 행동이란 사실을 의식한 것일지도 모른다.

저작 운동은 뇌에 조깅과 같다

고기는 충분히 씹지 않으면 삼킬 수 없다. 때문에 스테이크를 먹으면 자연스레 씹는 횟수가 늘어난다. 나는 평소 '씹는 행위가 뇌에게는 조깅하는 것과 같다'고 표현한다. 잘 씹으면 뇌에서 기억을 담당하는 해마라는 부위의 혈류가 개선된다는 사실을 알고 있기 때문이다. 혈류가 개선되면 각종 영양소가 잘 전달되므로 기억하거나 기억한 내용을 정리하는 등 기억과 관련된 능력이 활성화된다.

젊은 사람들은 나이가 들면 고기 대신 기름지지 않은 생선 같은 음식을 선호하게 될 것이라고 생각할지 모르겠다. 하지만 나이가 들었다고 음식 취향이 바뀌지는 않는다. 실제로는 치아가 안 좋아져서 고기를 씹기가 힘들어지는 바람에 씹고 삼키기 쉬운 생선을 먹게 되는 경우가 많다.

나카가와 마키조 씨가 매일 먹은
양파 스키야키

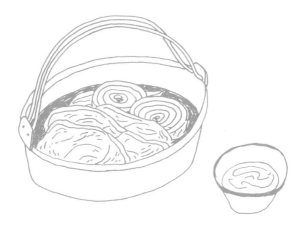

전골냄비에 소고기와 양파를 넣고 굽는다. 간장, 청주, 감주를 넣고 퀘르세틴quercetin 분말
이 있다면 같이 넣고 조린다. 다 조려지면 그릇에 달걀을 곱게 풀어 고기와 양파를 찍어 먹
는다.

TIP!

달걀은 비타민 C를 제외한 주요 영양소를 고루 갖춘 완전식품이다. 하루에 여러 개를 먹어
도 콜레스테롤이 오르지 않으니 걱정하지 않아도 된다.

나카가와 씨가 매일 먹던 식단은 소고기와 양파만 넣은 스키야키다. 일본의 교토 출신인 나카가와 씨는 설탕을 많이 넣었을 것이다. 그에게는 설탕이 몸에 잘 맞았을지 몰라도 이 식단을 따라 할 때는 설탕 대신 감주甘酒(술지게미나 누룩을 재료 삼아 쌀밥 혹은 죽을 발효시킨 것으로 단맛이 강함-옮긴이)를 사용하면 더 좋을 것 같다. 그리고 나카가와 씨는 양파의 하얀 부분만 먹었다고 하지만, 나는 양파의 버석한 껍질도 잘게 부숴서 넣어 먹는 걸 추천한다.

양파의 껍질 부분에는 퀘르세틴이라는 황색 색소 물질이 많이 들어있는데, 퀘르세틴은 혈압을 내리고 항산화 작용을 하는 파이토케미컬phytochemical(식물성 화학물질로 세포손상 억제 및 면역 기능 향상에 도움을 줌-옮긴이)이다. 집에서 껍질을 말려서 믹서기에 돌린 뒤 분말 상태로 만들어도 되고, 퀘르세틴 분말이나 양파 껍질 가루를 인터넷에서 구매할 수도 있다. 맛에는 거의 영향을 주지 않으면서 건강 효과는 얻을 수 있는 식품이다.

세계 장수 2위를 차지한
119세 여성의 식단

119세까지 장수한 다나카 가네라는 이름의 일본인 여성은 요양원에서 하루 세 끼 식사를 남의 도움을 받지 않고 거의 남김없이 잘 먹었다고 한다. 아침 식사 후에는 항상 우유를 듬뿍 넣은 달콤한 인스턴트커피를 마셨고 하루에 세 번은 영양음료나 좋아하는 콜라를 마셨으며, 좋아하는 초콜릿과 앙금빵도 즐겨 먹었다고 한다. 과연 '세계 장수 랭킹 2위'의 명성에 걸맞은 왕성한 식욕이다.

100세 넘게 산 '엘리트 장수인'은 40~50대에 걸리기 쉬운 생활습관병이나 암 등의 난관을 헤쳐나온 사람이다. 혹은 질병에 걸렸더라도 병을 극복한 사람이므로 보고 배울 점이 있을 것이다. 이 책의 독자들은 100세, 120세까지 아직 한참 남았을 테니 지금은 매년 한 번씩 건강검진을 받고 엄격하지 않은 수준에서 건강한 식단을 챙겨 먹으면 되지 않을까.

그리고 매일 먹은 음식을 돌이켜보며 자신에게 맞는 식단과 식사량을 찾는 게 현명하다. 뭘 먹었을 때 일의 능률이 높았는지, 식곤증이 없었는지, 몸 상태가 좋았는지, 이런 식으로 자기 자신에 대해 아는 것이 바로 '장수하는 뇌'로 향하는 비결이라 생각한다.

제3장

식사를 바꾸면
뇌가 장수한다

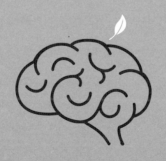

뇌는 당질이 없어도
일할 수 있다

　나는 지금까지 몸과 뇌에 좋은 것으로 실험 결과가 나온 각종 음식을 시험해 봤다. 당질 섭취를 최대한 줄이자 머리 회전이 빨라지고 몸 상태도 아주 좋아지는 게 느껴져서 지금도 당질을 거의 섭취하지 않는다. 비교적 이른 나이에 깨달은 덕에 당질에 의존하지 않는 식사법을 오랫동안 유지하고 있다. 나의 인체실험 결과를 독자들에게 소개한다면 꼭 이런 식사법을 추천하고 싶다.

　식사법의 효과를 가장 잘 느낄 때는 일의 능률이 오른 걸 체감할 때다. 아침에 알람을 맞추지 않아도 원하는 시간에 자연스레 눈이 떠진다. 일어난 직후에도 머리가 맑은 덕분에 아침 일찍부터 논문을 검색하거나 원고를 집필하는 등의 일도 가뿐히 해낸다. 그다음 당질을 뺀 아침 식사를 챙겨 먹는다.

아침 메뉴는 거의 매일 같다. 채소를 많이 먹어서 식이섬유가 충분히 섭취된 덕인지 저녁 8시, 9시까지 배가 고프지 않다. 점심 식사에 시간 빼앗기는 일과 집중력을 잃는 일 없이 업무를 순조롭게 이어나간다. 물론 저녁쯤 되면 어느 정도 뇌가 지친다.

밤에 치즈와 견과류를 안주 삼아 좋아하는 화이트 와인을 두 잔 정도 마시면 하루가 끝난다. 낮에 출출해질 때를 대비해서 당이 첨가되지 않은 요거트에 견과류를 얹고 꿀을 조금 뿌린 것을 냉장고에 준비해 두지만 매일 먹지는 않는다.

이 식생활을 지켰더니 체중이 30년 넘게 그대로다. 정기적으로 받는 혈액검사에서 콜레스테롤 수치가 일본의 진단 기준을 조금 넘었지만 허용 범위 안에 있고 그 외에는 아무런 이상이 없다. 장점이 정말 많은 식사법이다.

조미료에 돈을 아끼지 않는 것이 결국에는 이득!

음식은 좋은 조미료를 사용해서 직접 만들어 먹어야 가장 안전하다. 뭐든 완벽한 기준에 맞추기는 어렵겠지만 입에 들

어가는 재료에 항상 신경 쓰고, 이런 날이 하루하루 쌓이는 것
만으로도 미래가 크게 달라진다.

이 이야기에 "매일 요리하는 게 귀찮아요"라고 반응하는
사람이 많은데, "귀찮지 않은 방법을 찾아내면 됩니다"라고
꼭 말해주고 싶다. 매일 요리하는 게 귀찮다면 한 번에 3, 4일
동안 먹을 양을 만들어 두면 된다. 남은 음식은 냉장고에 둬도
되고, 먹다 질릴 것 같다면 냉동실에 보관하는 것도 좋은 방법
이다. 어떤 방식이든 본인이 지속할 수 있는 방법을 찾아내면
된다.

장보기가 귀찮다는 사람도 많다. 이것도 본인이 어떤 방법
을 선택하느냐에 따라 달라지는 문제다. 천연 소금, 간장, 된
장, 식초, 엑스트라버진 올리브오일 등 가장 기본적인 조미료
와 식용유만 있으면 웬만한 것은 만들 수 있다.

원재료를 엄선해 만든 조미료를 사용하면 건강에 좋을 뿐
만 아니라 간단한 요리로도 맛을 제대로 낼 수 있다. 첨가물이
나 보존료가 들었을까 걱정되는 인스턴트 육수 재료, 양념, 드
레싱 등을 사용하지 않아도 충분히 맛있다. 또 안심할 수 있고
안전하다. 이런 조미료는 너무 비싸서 사먹기가 망설여진다는
사람도 있다. 하지만 결과적으로 얻는 게 더 많다고 생각한다.

뇌와 당질의 관계

혈당 수치를 높이지 않는 식단 또는 체중을 줄이기 위한 식단으로 당질제한식과 케톤식이 주목받고 있다. 이 식사법에서 가장 중요한 원칙은 당질을 섭취하지 않는 것이다. 그런데 한편으로 당질을 섭취하지 않으면 뇌가 일하지 못하는 것 아닌가 하는 의문을 떨칠 수 없다.

뇌의 에너지원이 되는 건 당질, 또는 당질을 대체할 수 있는 케톤체ketone體 이 두 가지다. 그런데 당질을 전혀 섭취하지 않는 상태에서도 뇌가 소비하는 에너지의 40% 정도는 당질의 형태로 공급된다. 이것이 무슨 의미일까?

사실 인간의 몸은 당질을 섭취하지 않아도 마치 연금술을 하듯 당질이 아닌 물질을 이용해 당을 만들 수 있다. 말하자면 음식으로 당질을 섭취하지 않더라도 뇌가 필요로 하는 당을 체내에서 합성해서 뇌에 공급할 수 있다는 뜻이다. 이 과정을 '당신생糖新生, glyconeogenesis'이라고 하며 모든 사람은 체내에 이 시스템을 가지고 있다.

일과 생활의 리듬을 깨뜨리는 혈당 스파이크

당질을 너무 많이 섭취하면 살이 찌는 건 당연하고 당뇨병에 걸릴 수 있다. 흰쌀밥이나 면을 한 번에 많이 먹거나, 설탕이 잔뜩 들어간 달콤한 간식을 먹거나, 아니면 달지 않아도 감자·옥수수로 만들어져 많은 양의 당질을 포함하고 있는 과자를 먹으면 '혈당 스파이크'가 일어난다.

'혈당 스파이크'란 한 번에 많은 당질을 섭취하는 바람에 급격히 치솟은 혈당 수치를 낮추려고 대량의 인슐린이 분비되고, 그 결과 혈당 수치가 다시 급격하게 낮아지는 현상을 말한다. 혈당 수치가 급격하게 오르내리는 모습을 그래프로 그려보면 우뚝 선 산 같은 모양새다. 이것이 운동할 때 신는 스파이크 슈즈 밑에 달린 뾰족뾰족한 쇠못처럼 보여서 혈당 스파이크라고 부른다.

혈당 스파이크가 일어나면 혈당 수치는 평소보다 더 급격하게 내려간다. 따라서 음식을 먹은 다음 졸림과 무기력함을 느끼기도 하고 짜증이 나거나 배가 금방 고파지기도 한다. 혈당 스파이크가 일어날수록 당뇨병에 걸릴 위험이 커지고, 혈당 스파이크를 일으킬 수 있는 식단은 일과 생활의 리듬을 깨뜨리기 십상이다.

간식은 달지 않아도 된다

음식으로 섭취하는 당질의 양이 적더라도 뇌가 활동하는 데에는 문제가 없으므로 주식(밥, 빵, 면)의 양은 적게 잡는 게 옳다. 간식을 먹을 때는 당질이 들어있지 않은 음식이 가장 좋다. 견과류나 아무 간도 하지 않은 오징어 등 당질이 0에 가까우면서도 씹는 맛이 있는 먹거리를 추천한다.

심신이 안정되고 혈압이 내려가는
발아현미와 검은콩, 잡곡으로 짓는 현미밥

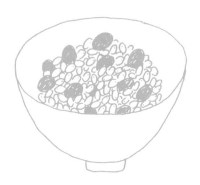

만드는 법

밥솥에 현미 네 컵, 검은콩 네 큰술, 천연 소금 5g, 무염버터 3g을 넣는다. 밥이 지어지면 3일 정도 밥솥에 보온해서 '재운 현미'를 완성한다.

TIP!

주먹밥으로 만들어서 랩으로 싸면 냉동보관도 할 수 있다.

내가 운영하는 노인요양시설의 주식은 현미밥이다. 발아현미 95%에 검은콩을 5% 섞고 천연 소금과 버터를 더해서 밥을 짓는다.

현미를 4시간 넘게 불리면 현미 안에 있는 글루탐산탈탄산효모GAD, glutamic acid decarboxylase라는 효소의 작용으로 글루탐산glutamic acid이 가바

GABA, ɤ-aminobutyric acid로 바뀐다. 가바란 신경 안정 작용을 하는 신경전달 물질로, 신경을 안정시키고 혈압을 내리는 작용을 하는 데다 현미의 풍미가 더 부드러워지고 맛도 더 좋아진다. 밥을 지은 뒤 잠시 놔두면 색이 서서히 진해지는 메일라드 반응maillard reaction(아미노산과 당이 반응해 갈색 물질을 만들어 내는 갈변 현상-옮긴이)이 일어나면서 항산화 작용이 더 강력해진다.

검은콩에 함유된 검정 파이토케미컬에 의한 항산화 작용도 기대할 수 있다. 검은콩 대신에 팥, 흑미, 적미, 녹미 등 16가지 잡곡을 넣어 밥을 지을 때도 있다. 밥을 지을 때 버터를 넣으면 윤기가 흘러서 식욕을 자극하는 데다 풍미가 한층 더 좋아지므로 버터도 넣는다. 참고로 버터는 그래스패드 버터grass-fed butter(풀만 먹여 키운 소에게서 난 우유로 만든 버터-옮긴이)를 사용하고 있다.

각종 질병을 예방하는
비타민 섭취가 현저히 부족한 현실

해외의 연구 데이터를 보면 일본인의 비타민 D 섭취량이 압도적으로 부족하다는 사실을 알 수 있다.* 뇌 활성화에는 뇌 안의 신경세포끼리 정보를 주고받는 이음새인 '시냅스synapse'를 강화시키는 비타민 D가 상당히 중요하다. 뇌의 시냅스 활동이 둔해지면 사고력과 기억력이 저하되고 신체를 통제하는 사령탑 역할을 하는 뇌의 활동도 둔해진다.

비타민 D를 필요로 하는 곳은 뇌뿐만이 아니다. 비타민 D 는 칼슘과 함께 작용해 뼈를 강화하고 골다공증을 예방한다.

---

* 한국의 상황도 다르지 않다. 2021년 국민영양조사에서 한국인의 비타민 D 섭취 상황을 조사한 결과, 19세 이상 성인의 78.86%가 비타민 D를 충분히 섭취하지 않고 있었다. (옮긴이)
출처: 질병관리청, 〈2021 국민건강영양조사〉, 2022

특히 완경기가 지난 여성은 여성호르몬이 줄어들면서 골다공증에 걸리기 쉬우므로 각별히 주의해야 한다. 넘어져 허벅지 주변 뼈가 골절되면 침대에서 꼼짝 못 하는 상태가 되고, 이것을 계기로 치매에 걸리는 케이스가 많다.

게다가 비타민 D가 충분하지 않으면 심근경색, 고혈압, 결핵, 인플루엔자, 다발성경화증, 대장암, 신장암, 췌장암 등의 발병 위험이 커진다. 혈중 비타민 D의 농도가 80ng/ml일 때 비타민 D에 좌우되는 질병 위험률이 20%까지 내려가는데, 평균적으로 일본인은 10ng/ml이다.* 특히 치매는 비타민 D의 혈중 농도가 30ng/ml 미만인 사람에게는 발병률이 80% 이상으로 높아지고, 80ng/ml로 오르면 발병률이 20~30%로 낮아진다.

비타민 D 섭취에는 연어가 최고

음식으로 비타민 D를 섭취하려면 꾸준히 먹는 게 중요하

---

* 한국인은 16.1ng/ml에 불과하며, 한국의 여성 평균은 15.5ng/ml로 더 낮다. (옮긴이)
  출처: 국립암센터, 〈한국인의 혈청 비타민D 수치 추이: 2008~2014년 국민건강 영양조사〉, 2018.

다. 꾸준히 먹으면 지방에 저장된다. 비타민 D가 많이 포함된 음식 가운데 가장 손쉽게 구할 수 있는 건 연어다. 이 외에도 청어, 장어, 청새치, 쥐치, 정어리, 꽁치, 아귀의 간 등 해산물에 많이 들어있다. 나는 아침 식사 메뉴에 연어나 고등어 같은 생선을 꼭 포함하지만 한 번에 섭취할 수 있는 비타민 D는 많아야 30ng/ml 정도다.

일본 후생노동성의 기준에는 섭취가 충분하더라도, 체내에 비타민 D가 고갈된 상태인 사람이 앞에 언급한 질병의 위험을 줄이기 위해서는 영양제로 비타민 D3를 보충해 주면 더 좋다. 솔직히 말해서 사람들에게 비타민 D3 영양제를 나눠주면 병원에 오는 환자가 사라지지 않을까 싶다. 나는 이 정도로 비타민 D의 질병 예방 효과나 위력을 대단하게 여기고 있다.

비타민 D는 햇빛(자외선)을 받을 때도 합성된다. 따라서 음식으로 섭취하지 않아도 햇빛을 쬐면 돈 들이지 않고 몸을 건강하게 유지할 수 있다. 하지만 피부에서 비타민 D를 만들기 위해서는 콜레스테롤이 필요하다는 사실을 모르는 사람이 많으리라고 본다. 콜레스테롤이 낮을수록 좋다고 생각해서 콜레스테롤 수치를 최대한 낮게 유지하는 사람이 햇빛을 쬘 때에도 비타민 D가 충분히 합성될지는 모르겠다.

더구나 일부 여성은 햇빛에 피부색이 타거나 기미와 주름이 생길까 봐 걱정돼서 자외선을 일부러 피하기도 한다. 햇빛에 피부가 상하는 게 걱정이라면 손바닥으로만 일광욕해도 된다. 또 최근에는 비타민 D 합성을 방해하지 않는 자외선 차단 제품도 있다고 한다.

이미 골다공증을 진단받고 비타민 D 주사를 맞거나 약을 먹고 있는 사람도 있을 것이다. 의사의 진료만 믿고 마음을 푹 놓는 건 이르다. 골다공증 치료를 위해 비타민 D를 보충하고 있는데도 골절상을 입는 경우가 있다. 골절을 예방하려면 평소에 스트레칭으로 몸을 유연하게 유지하는 일도 중요하다는 걸 머리에 꼭 새겨두자.

뇌에 영양을 공급하고 골다공증을 예방하는
아보카도 연어 김말이

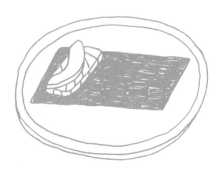

구운 김에 연어와 아보카도를 올리고 김밥을 말 듯 만다.

TIP!

김의 풍미를 느끼며 먹는다.

연어는 비타민 D가 풍부해서 뇌의 영양 공급원으로도, 골다공증 예방 식품으로도 아주 훌륭하다. 나는 구운 연어와 생연어를 가리지 않고 먹는다. 그동안 내 몸을 지켜본 결과 생연어를 먹은 날의 컨디션이 훨씬 더 좋았기 때문에 아침에는 생연어를 자주 먹는다. 그렇지만 조미료를 사용하지 않으면 비린내가 날 수도 있으므로 구운 김에 싸서 먹는 걸 추천한다.

비타민 B군 섭취로 동맥경화를 예방하자

뇌에 염증이 발생하거나 영양이 부족해지는 걸 막으려면 비타민 B6, 비타민 B12, 엽산이 필요하다. 이 세 가지 중 하나만 부족해도 '호모시스테인homocysteine 수치'가 높아져서 뇌와 혈관이 손상된다.

호모시스테인 수치가 높게 지속되면 알츠하이머병에 걸리기 쉽다는 보고도 있다. 호모시스테인 수치를 낮은 상태로 유지하는 일은 뇌에 아주 중요하다. 호모시스테인은 나쁜 아미노산이라고도 불리며 나는 이 물질이 동맥경화를 일으키는 가장 큰 원인이라고 생각한다.

호모시스테인 수치가 높아지는 주된 원인은 위산분비억제제 섭취다. 위산이 과도하게 나오면 위의 상태가 나빠지기 때문에 위약의 도움을 받아 불편을 해소할 때가 많다. 상태가 좋지 않아서 약을 먹는 건 어쩔 수 없지만, 습관처럼 복용하는 건 지양해야 한다. 비타민 B12를 흡수하려면 단백질에 붙어 있는 비타민 B12를 위산으로 떼어내야 하는데, 아무리 비타민 B12가 들어있는 음식을 먹었다 한들 흡수하지 못하면 의미가 없기 때문이다.

컵라면과 비타민 B의 관계

호모시스테인 수치를 측정하는 의료기관은 별로 없지만 보통 혈액검사로 측정하는 MCV_{mean corpus-cular volume} 수치를 통해 비타민 B12가 충분한지 부족한지 알 수 있다. MCV 수치를 보면 백혈구 수, 적혈구 수 등을 알 수 있다. 그리고 MCV는 적혈구의 크기를 알려주는 것으로 102fL을 초과했다면 비타민 B12가 부족한 상태다.

흔히 고혈압이나 높은 콜레스테롤이 동맥경화의 원인이라고 많이 언급한다. 하지만 콜레스테롤을 엄격한 기준에 맞춰 낮추려고 노력하는 것보다 MCV 수치가 정상 범위에 있는지 확인하는 게 동맥경화의 적신호를 알아차리는 데 더 도움이 될 것이다.

MCV 수치의 정상 범위는 성인 남성 83~102, 성인 여성 79~100이다. 기준치인 102를 초과한 사람은 대개 컵라면을 자주 먹던 사람이었다. 컵라면의 무엇이 영향을 미치는지는 확실하지 않지만, 난 일단 컵라면을 먹지 않을 것을 권유한다. 실제로 먹지 않기 시작한 환자의 수치는 분명히 내려갔다. 혈액검사 결과 MCV 수치가 102를 넘었다면 컵라면을 끊어보기를 권하고 싶다.

비타민 B군을 가장 쉽게 섭취할 수 있는 식품은 돼지고기다. 비타민 B에는 비타민 B1, B2, B6, B12, 니아신niacin(B3), 판토텐산pantothenic acid(B5), 엽산(B9), 비오틴biotin(B7) 등 여러 종류가 있고 이것들을 전부 합쳐서 비타민 B군 또는 비타민 B 복합체complex라고 부른다.

그중에 뇌가 특히 필요로 하는 건 비타민 B6, B12, 엽산이다. 비타민 B군은 서로서로 도와가며 작용하므로 음식에 비타민 B군이 골고루 들어있는 게 중요하다. 돼지고기에는 비타민 B1이 굉장히 풍부하고 B군도 적절히 들어있다. 비타민 B12만 따지면 소고기, 닭고기, 돼지의 간에 훨씬 더 많이 들어있지만 비타민 B군의 효능을 최대로 보고 싶다면 B군이 고루 함유된 돼지고기를 가장 추천한다.

수용성 비타민인 비타민 B군은 체내에 쌓이지 않기 때문에 매일 섭취해야 한다. 그렇다고 매일 돼지고기만 먹을 수는 없는 노릇이다. 뇌에 특히 중요한 비타민 B6, B12, 엽산이 많이 함유된 식품들을 정리했으니 참고하자.

· 비타민 B6가 풍부한 식품 ·

○ 가다랑어

○ 간(소, 닭, 돼지)

○ 연어

○ 고등어

○ 닭가슴살

○ 꽁치

○ 바나나

비타민 B6는 호모시스테인 수치를 낮추고 안정시키는 것 외에 신경전달물질을 만들 때도 필요하다. 단백질과 지질 대사에 필수적인 비타민이므로 당질 섭취에 의존하는 대신 단백질에서 당을 만들고(당신생) 지질에서 케톤체를 만들기 위해서도 꼭 필요하다.

· 비타민 B12가 풍부한 식품 ·

○ 굴

○ 정어리   ○ 간

○ 꽁치   ○ 청어

○ 연어알젓   ○ 김

○ 바지락

○ 고등어

○ 모시조개

비타민 B12는 신경세포 내 핵산과 단백질 등을 합성하거나 수복할 때 필요하다.

* 리스트에서 알 수 있듯 동물성 식품에 주로 들어있으므로 채식주의자는 영양제로 보충하는 것이 좋다.

· 엽산이 풍부한 식품 ·

○ 간(소, 닭, 돼지)   ○ 모로헤이야   ○ 옥수수   ○ 쑥갓

○ 시금치   ○ 아스파라거스   ○ 딸기   ○ 아보카도

○ 가리비   ○ 유채꽃   ○ 풋콩

엽산은 비타민 B6, 비타민 B12와 함께 작용해서 동맥경화의 원인이 되는 물질이 생기지 않도록 예방한다.

뇌 건강과 면역력을 향상시키는
돼지고기 여주 엑스트라버진 올리브오일 볶음

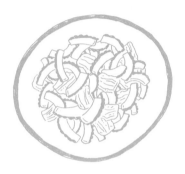

만드는 법

프라이팬에 엑스트라버진 올리브오일을 두르고 돼지고기(지방이 적은 부위를 얇게 저민 것)와 여주(얇게 썬 것)를 볶아 천연 소금으로 간을 맞춘다.

TIP!

여기에 두부까지 넣으면 대두 단백과 대두 이소플라본isoflavon(콩에 많이 들어있는 단백질의 한 종류-옮긴이)을 섭취할 수 있고 파프리카, 피망, 당근 등을 더하면 베타카로틴β-carotene 을 섭취할 수 있다. 베타카로틴은 기름과 함께 먹으면 흡수가 더 잘된다. 몸에 유익한 영양소를 효율적으로 섭취하면 금상첨화다.

미국 워싱턴의 의사회 회장이 '코로나바이러스 확산 때 의료진이 감염 예방을 위해 오키나와 요리를 추천했다'는 내용의 논문을 발표했다. 그 논문을 보고 돼지고기와 여주를 엑스트라버진 올리브오일로 볶는 레시피가 떠올랐다.

비타민 B1이 풍부한 돼지고기와 비타민 C가 풍부한 여주를 함께 먹으면 면역력뿐만 아니라 뇌 건강에도 더할 나위 없이 좋다. 비타민 B1은 뇌에 중요한 영양소이고 비타민 C는 해독 작용, 면역력 강화, 항산화 작용·콜레스테롤 저하 등의 효능을 가지고 있다. 여주를 구할 수 없는 계절에는 비타민 C가 풍부한 다른 채소로 만들어보자.

인간의 뇌도
오일 교체가 필요하다

    뇌에 노폐물을 생기게 하는 원인을 멀리하려고 아무리 노력해도, 그 가능성을 전부 차단할 수 없다. 음식에는 뇌 속의 노폐물이 될 중금속과 호르몬 분비를 흐트러뜨리는 물질이 포함돼 있고, 이런 물질을 완벽하게 제거할 방법은 없기 때문이다. 그리고 코로 오염된 공기를 들이마시면 공기에 들어있는 유해 물질이 뇌로 침투할 수 있다.

    거기다 벌레에 물린 상처를 통해 침입한 병원체나 구강 내의 박테리아가 뇌에 도달하기도 한다. 실제 알츠하이머병으로 사망한 사람의 뇌에서 치주질환의 원인균인 진지발리스균, 코를 타고 들어온 것으로 추정되는 곰팡이, 헤르페스 등의 바이러스가 발견된 사례가 있다. 뇌에 영양을 공급하는 음식을 먹으면서 노폐물이 될 만한 것을 신경 써서 제외했다고 해도 뇌 건강을 유지하기 어렵다는 이야기다. 뇌에 쌓인 독을 해독할 필요가 있다.

만약 물로 세척이 되는 장기라면 처음부터 독이 잘 쌓이지 않았을 테고, 설령 오염물이 축적돼도 바로 씻어낼 수 있다. 예를 들어 위에 독이 들어가면 링거로 수액을 공급받아 소변을 통해 독을 배출할 수 있다. 하지만 뇌 조직은 장기 중에서 가장 기름기가 많은 곳인지라 독이 쌓이기 쉽고 빼내는 데에도 시간이 오래 걸린다.

뇌의 얼룩은 기름으로 지운다

청소를 한다고 생각해보자. 딱 달라붙은 기름때를 제거하기 위해 오히려 기름을 이용해서 녹여 없애기도 한다. 기계의 기름때도 기름으로 제거한다. 화장을 지울 때 쓰는 세안용품에도 오일 클렌저라는 제품이 있다. 기름얼룩을 제거하는 방법은 '기름에 녹여 없애는 것'이다.

이 방법은 뇌에도 적용할 수 있다. 기름진 뇌에 들어간 독을 빼내려면 계속해서 좋은 기름을 넣으면서, 오래되고 나쁜 기름은 빼내는 교체 작업이 필요하다. 따라서 좋은 기름을 섭취하는 게 아주 중요하다.

뇌에 좋은 기름의 효과를 극대화하는 섭취 요령

뇌를 해독하고 싶다면 들기름, 아마씨유, 코코넛오일, MCT 오일 중 하나를 매일 한 스푼씩 섭취하는 게 좋다. 아니면 샐러드, 수프, 커피에 넣어 먹어도 좋다. 하지만 기름을 뜨거운 것에 뿌리면 산화가 시작되므로 먹기 직전에 뿌리거나 조금 식힌 다음 넣는 게 바람직하다. 또 기름을 개봉하면 산소에 닿아 산화가 진행되기 때문에 식구가 많지 않으면 용량이 적은 제품을 구매하자.

생선에 포함된 EPA, DHA도 열을 가하면 산화되므로 생선회로 섭취하는 게 더 좋다. 간편한 고등어 통조림이나 연어 통조림도 좋다.

식용유는 올리브오일로

올리브오일은 뇌의 염증을 억제하는 올레오칸탈oleocanthal이라는 성분과 항산화 성분이 풍부하다는 점에서 매력적인 식품이다. 게다가 가열해도 산화가 잘되지 않아 보존성이 높다. 체내에서도 잘 산화되지 않아서 발암물질인 과산화지질을 만들어 낼 가능성이 적다는 것도 장점이다. 또 맛이 무난해서 요리에 편안하게 쓸 수 있다. 올리브오일에는 엑스트라버진 올리브오일과 퓨어 올리브오일이 있다. 그중에 가열 처리와 화학 처리를 하지 않은 엑스트라버진 올리브오일 섭취를 권장한다.

버터는 많이 섭취하지만 않는다면 추천할 수 있는 기름이다. 항산화 성분이 풍부하고 비타민 A·D·E도 들어있는 데다 복잡한 가공 과정을 거치지 않는다. 특히 유산균을 첨가해서 발효시킨 '발효 버터'는 일반 버터보다 풍미와 맛이 더 좋고, 장내 환경을 가꾸는 효과도 기대할 수 있다.

무를 강판에 갈면 가장
건강한 방식으로 먹을 수 있다

예전에 내가 진료하던 당뇨병 환자가 폐암에 걸렸다. 수술과 화학 치료를 모두 거부하는 바람에 밥 대신 껍질째 강판에 간 무를 먹으라고 조언했다. 그렇게 1년 정도 지나니 당뇨병이 낫고 암도 작아졌다. 모든 사람이 똑같은 효과를 볼지 확실하지 않지만 건강한 음식 섭취의 한 방법임은 분명하므로, 여러분들께 소개한다.

당뇨병을 고친

강판에 간 무

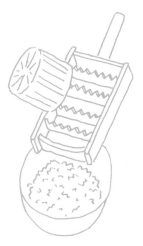

만드는 법

되도록 껍질째 강판에 간다.

TIP!

간 무는 몇 분이 지나면 비타민 C가 감소하기 때문에 갈고 바로 먹는 것이 가장 좋다.

무에는 소화 효소 디아스타제diastase와 매운 성분인 이소사이오사이아네이트isothiocyanate가 들어있다. 이 두 성분은 소화액 분비를 촉진해서 지방 대사를 높이고 혈액을 맑게 해주는 항산화 기능과 해독 작용을 한다. 또 암을 예방하는 등 건강에 이로운 작용이 있다.

· 구운 생선에 간 무를 얹어서 먹기

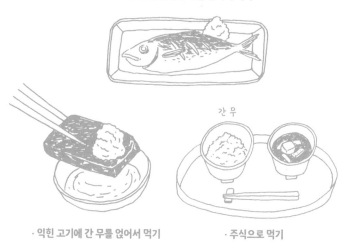

간 무

· 익힌 고기에 간 무를 얹어서 먹기   · 주식으로 먹기

  나는 무에 아직 밝혀지지 않은 좋은 효소가 많이 있을 것이라고 믿는다.
그래서 무를 삶거나 볶는 게 영양상 아깝다고 생각한다. 조리하지 않고 생
으로 껍질째 갈아서 먹는 방법을 추천한다.

뇌에 영양 만점인 고기와
생선을 안전하게 먹는 법

이베리코 돼지를 들어본 적이 있는가? 이베리코 돼지는 스페인의 돼지 품종으로 도토리를 먹고 자란 돼지로 유명하다. 도토리를 먹고 자라면 고기 맛이 더 좋은 건 물론이고, 지방에 우리 몸에 꼭 필요한 올레산oleic acid이 많이 들어있다는 점에서 훌륭하다. 올레산이 풍부한 기름으로 대표적인 게 올리브오일이다. 이베리코 돼지의 지방에는 올리브오일과 마찬가지로 올레산이 많이 들어있다. 또 이베리코 돼지는 산에서 방목하기 때문에 운동량이 많고 건강하다.

그렇지만 엄밀히 말하면 모든 이베리코 돼지가 도토리를 먹는 건 아니다. 이베리코 돼지 중에서 도토리를 먹고 자란 돼지는 '베요타bellota(스페인어로 도토리를 의미하는 단어-옮긴이)'

라는 최고 등급을 부여받는다. 베요타 등급은 이베리코 돼지 전체의 10% 정도로 희소하기 때문에 찾아보기 어렵고 가격이 비싸다.

그렇다면 어떤 돼지고기가 좋을까? 그 전에 알아야 할 건 고기를 결코 많이 먹을 필요는 없다는 사실이다. 단백질은 하루에 체중 1kg당 1g이면 되므로 만약 체중이 60kg이라면 단백질 섭취는 60g으로 충분하다. 생고기 100g에 포함된 단백질량을 살펴보면 돼지 안심에 22g, 소 안심에 19g, 닭가슴살에 24g 들어있다. 고기에서 섭취할 수 없는 단백질은 달걀, 작은 생선, 조개류, 콩 등으로 챙기면 좋다.

돼지고기의 지방은 이베리코 돼지의 사육방식에서 볼 수 있듯 사료의 영향을 크게 받는다. 지방의 질이 어떤지 알면 좋겠지만 사육환경 추적은 어려우므로, 그 대신 살코기를 골라 먹는 것도 좋은 대응책이다.

돼지고기는 비타민 B1이 풍부해서 뇌에 영양을 공급하기 좋은 식품이다. 비타민 B1은 신경 기능을 유지하는 데 중요하고 당질 대사에도 필요한 영양소다. 쥐를 대상으로 한 실험에서 비타민 B1이 결핍됐을 때 기억 능력이 저하된 사례도 보고됐다. 또 비타민 B1이 부족하면 각기병에 걸릴 수도 있다. 각기병은 말초신경염이라고도 불리며 지각신경과 운동신경이 기능하지 않아 뇌의 중추신경까지 장애를 일으키는 질병이다.

아연 섭취에 탁월한 소고기 안전하게 먹는 법

돼지고기와 소고기 중에 뭐가 더 좋을까? 영양을 고려하면 제각기 장점이 있어서 우열을 가릴 수 없지만, 뇌에 더 좋은 걸로 따지면 비타민 B1이 풍부한 돼지고기가 더 좋다. 소고기에는 아연과 철분 같은 미네랄이 돼지고기보다 많이 들어있다. 아연은 현대인에게 부족한 미네랄이므로 아연 부족 해소에는 소고기가 탁월하다.

소고기를 먹을 때는 돼지고기와 마찬가지로 살코기를 추천한다. 이유를 덧붙이자면 시중에 유통되는 소고기는 콩과 옥수수 등의 곡물 사료를 먹으며 자란 소이기 때문이다. 곡물에는 당질이 많이 들어있어서 지방질이 늘어난다. 이때 곡물 사료에 농약 같은 약품이 들어있으면 소의 몸에 들어간 약품이 그대로 지방으로 축적된다. 따라서 몸에 해로운 물질을 먹지 않기 위해서는 지방 대신 살코기 부위를 선택하는 게 현명하다.

소고기 중에서도 목초를 먹으며 자란 '그래스패드 비프grassfed beef'가 가장 안전하다. 건강에 관심 있는 사람이 늘어나면서 점점 자주 들리는 단어다. 호주와 뉴질랜드에서는 그래스패드 비프가 많이 생산된다.

그래스패드 비프는 넓은 목초지에서 방목해서 키우는 소의 고기를 일컬으며 갇혀서 사육되는 가축보다 운동량이 많다. 또 화학비료, 제초제, 해충방제제 등을 사용하지 않고 자연에서 자란 목초만 먹고 자란다. 먹이에 당질이 거의 없어서 지방이 지나치게 늘지 않고 비타민이 풍부하다.

건강식의 상징 닭고기와 달걀 안전하게 먹는 법

닭고기는 건강에 좋다면서 안심하고 먹는 사람이 많다. 하지만 닭고기에도 복잡한 문제가 있으므로 신중하게 고민하자. 자유롭게 움직일 수 없는 닭장에 갇힌 채 자라는 닭의 고기와 그 닭이 낳은 달걀을 경계해야 한다.

한국과 일본 등의 나라에서는 아직 좁디좁은 양계장 시설에서 닭을 키우는 경우가 많다. 좁은 닭장에 가둬 키우다 보면 다른 가축과 마찬가지로 질병 예방을 위해서 항생제를 사용하게 된다. 조류 독감(조류 인플루엔자) 같은 전염병이 발생하는 경우, 같은 양계장에 있던 닭도 전염됐을 위험이 있어서 살처분해야 하는 상황이 오기 때문이다.

유럽의 여러 국가와 미국, 캐나다, 호주 등의 국가에서는 동물복지를 고려해서 좁은 닭장에 가둬서 닭을 키우는 것을 규제하고 있다. 닭의 건강을 생각하더라도 자유롭게 움직일 수 있는 환경에서 키워야 당연히 좋다.

닭뿐만 아니라 가축에게 사용하는 항생제의 종류와 사용 기간도 엄격하게 규제하고 있다. 포장지에 QR코드나 홈페이지 URL이 기재되어 있으며 사육환경과 사료를 공개한다는 점에서 가축 사육환경에 여러모로 신경을 쓰는 제품임을 알 수 있다. 이렇게 정보를 직접 확인하고 납득할 수 있는 상품을 골라야 한다.

건강한 달걀은 맛있다

달걀을 고를 때는 '평사 달걀'이 제일 좋다. 마트에서 보고 조금 비싸다고 느낄 수도 있지만 건강을 최우선으로 생각한다면 추천한다. 평사 달걀은 좁은 닭장에 갇혀있지 않고 자유롭게 돌아다니는 환경에서 자란 닭이 낳은 달걀이다. 마음대로 움직일 수 있어서 스트레스를 받지 않고 건강하게 자란 덕분인지 맛도 좋다. 닭을 풀어놓고 키우는 생산자는 사육환경 마련뿐만 아니라 사료 선택에도 정성을 들이는 경우가 많다.

자연산 생선 안전하게 먹는 법

혹시 참치를 좋아한다면, 얼마나 자주 먹는가? 일주일에 한 번 이상 먹는 것은 현명하지 못하다. 아무리 좋아하더라도 이주일에 한 번 정도로 자제해야 한다. 이미 아는 사람도 있겠지만, 참치를 비롯한 대형 어류인 황새치와 양식 연어에는 많은 양의 수은이 들어있을 가능성이 높다. 대형 어류에 수은이 많이 쌓이는 이유는 먹이사슬과 관련 있다.

화학공장에서 바다로 흘려보낸 수은은 제일 먼저 플랑크톤의 체내에 쌓인다. 수은이 축적된 플랑크톤을 작은 물고기가 먹으면서 작은 물고기의 몸에 수은이 쌓인다. 그다음에는 작은 물고기를 그보다 더 큰 물고기가 잡아먹고, 이 과정이 반복된다. 물고기는 체내에 수은이 축적된 물고기를 통째로 먹기 때문에 바다 생물의 최상위 포식자인 대형 어류에는 고농도의 수은이 쌓인다.

소형에서 중형 어류 추천

생선을 먹을 때는 자연산 전갱이, 정어리, 꽁치, 청어 등의 소형에서 중형 크기의 어류를 고르는 게 좋다. 멸치, 뱅어, 크릴 등도 안심하고 먹을 수 있다. 뼈를 이루는 재료가 되며 짜증을 줄이는 작용을 하는 칼슘을 섭취할 수 있다.

수은을 비롯한 카드뮴, 납 등의 중금속은 신경에 침투하는 독성 물질이다. 뇌에도 침입할 수 있으므로 과도하게 쌓이면 중추신경에 악영향을 미쳐서 미나마타병 같은 질병을 일으킨다.

신경 질환을 유발할 만큼 많은 양을 섭취하지 않더라도 생선을 자주 먹는 사람은 수은으로 인해 쉽게 피로를 느낄 수 있다. 수은이 장의 장벽을 무너뜨려서 면역력을 낮추고 체내 염증을 일으키기 때문이다. 체내에 수은이 쌓였을까 불안하다면 '체내 미네랄 검사'로 몸속에 쌓인 유해 중금속 축적 상태를 확인할 수 있다.

알츠하이머병과 생활습관병을 예방하는
해산물 수프카레

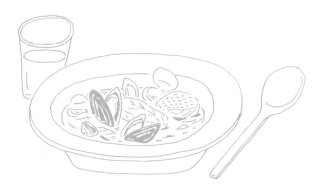

① 냄비에 엑스트라버진 올리브오일과 다진 마늘을 넣고 볶는다.

② 잘게 썬 셀러리, 당근, 양파와 카레 가루를 넣고 더 볶는다.

③ 물과 화이트 와인을 넣고 끓어오르면, 한입 크기로 자른 생선과 조개(바지락, 모시조개 등)를 넣고 뚜껑을 덮은 뒤 중불에 10~15분 정도 끓인다. 육수가 우러나면 소금으로 간을 맞춘다.

TIP!

넉넉하게 만든 다음 좋아하는 채소와 버섯 등의 재료를 바꿔가며 넣으면 연달아 먹어도 질리지 않는다.

의학계에서는 지중해식 식단을 장수 식단의 기준으로 삼고 있다. 역학조사에서 올리브오일을 사용하고, 생선을 주로 먹고, 채소와 과일을 자주 먹는 지중해식 식단으로 식사하는 사람은 알츠하이머병과 생활습관병에 잘 걸리지 않는다는 결과가 나왔다.

이 결과를 바탕으로 내가 제안하는 메뉴는 뼈와 껍질을 제거하지 않은 생선과 조개류로 육수를 내고 카레 가루로 간을 맞춘 해산물 수프카레다. 어패류로 낸 육수는 맛도 일품이고 작은 생선은 뼈째로 먹을 수 있어서 칼슘도 섭취할 수 있다. 뼈와 껍질을 통째로 끓이면 콜라겐도 섭취할 수 있다.

그리고 파이토케미컬이 풍부한 강황이 들어간 카레 가루로 맛을 낸다. 밀가루와 기름이 들어간 고형 카레가 아니라 분말 형태의 카레 가루를 쓰는 게 포인트다. 이렇게만 만들어도 맛있다. 파프리카, 양파, 브로콜리 등의 채소를 듬뿍 넣어도 좋다.

천연 소금이 맛있고
건강에 좋은 이유

고혈압을 예방하고자 '저염'에 주목하는 사람들이 많다. 과연 어떤 방식으로 예방 대책을 세우고 있을까? 짜게 먹는 걸 피하는 걸까? 그런 노력은 소금 섭취를 줄이는 효과는 있을지 모르지만, 함정이 있다. 소금을 줄이는 대신 무엇으로 그 자리를 채웠느냐 하는 것이다.

단순히 간장을 만들 때 소금을 줄인 정도라면 문제없다. 다만 소금을 줄이는 대신 다른 것, 예를 들어 합성조미료나 화학 첨가물 등으로 소금의 빈자리를 대신했다면 어떨까. 비록 소금양을 줄이는 데는 성공했을지라도 대체 재료가 나쁜 영향을 줄지 모른다. 제로 칼로리를 표방하는 탄산음료에 설탕을 사용하지 않고 대신 인공감미료로 단맛을 내는 것도 비슷한 경우다.

아무리 집에서 소금을 엄격하게 제한하면서 조금만 사용하고 있더라도, 가공식품에는 다량의 소금이 들어있다. 튀김 음식에 뿌리는 소스나 케첩, 샐러드와 생채소에 곁들여 먹는 드레싱에도 소금이 들어있다. 염분 섭취를 줄이려면 가공된 음식을 되도록 멀리하고 직접 요리해서 먹는 게 확실하다.

강렬한 짠맛보다 순하고 부드러운 짠맛

소금은 '천연 소금'을 추천한다. 먼저 천연 소금과 염화나트륨 99% 이상의 정제 소금의 맛을 비교해보겠다. 천연 소금은 손가락으로 찍어서 맛을 봐도 강렬한 짠맛이 아니라 순하고 부드러운 짠맛이 난다. 나는 일본뿐만 아니라 세계 각지의 천연 소금을 수집해서 사용해본 적이 있는데, 원산지나 제조 방식에 따라 맛이 조금씩 차이가 난다. 그에 비하면 정제 소금에서는 단번에 느껴지는 강력한 짠맛만 느껴졌다.

맛의 차이는 성분의 차이에서 비롯된다. 천연 소금에는 나트륨 외에도 다양한 미네랄이 함유돼 있어서 몸에 필요한 소금 성분을 균형 있게 섭취할 수 있다. 몸에 좋은 건 바닷물처럼 미네랄이 균형 있게 들어있는 천연 소금이며 대략적인 성분은 다음과 같다.

· 염화나트륨 78%

· 염화마그네슘 9%

· 황산마그네슘 6%

· 황산칼슘 4%

지금까지 정제 소금을 사용했다면 천연 소금으로 바꾸는 것만으로도 나트륨 섭취량을 줄일 수 있다. 게다가 천연 소금 중에는 나트륨과 상반되는 작용을 하는 칼륨이 같이 들어있는 소금이 있다. 과도하게 섭취하면 혈압을 올리는 나트륨과 혈압을 낮추는 칼륨을 동시에 섭취할 수 있으므로 혈압 관리에 좋다.

세계 각지의 소금을 써보고 나서 현재 애용하는 소금은 '와지마 바닷소금'이다. 와지마는 일본 이시카와현의 노토반도 북쪽에 있는 해안지역으로 동해를 접하고 있다. 일본의 천연 소금은 대개 가마솥에 바닷물을 넣고 끓여서 수분을 날린 다음 정제해서 만드는 경우가 많은데, 와지마 바닷소금은 바닷물에 40도 미만의 열과 바람을 쐬서 결정으로 만든 소금이다. 이 결정화 방법이 중요하다. 어떤 방식으로 결정화하느냐에 따라 마그네슘 함유량이 크게 달라지기 때문이다. 무엇보다 원재료인 바닷물에 포함된 중금속, 납, 비소, 수은, 카드뮴 같은 유해 물질의 검출 결과를 공개하고 있으므로 안심할 수 있다.

와지마 바닷소금을 애용하는 이유가 하나 더 있다. 이 식품의 경우 내가 생산자를 잘 알고 있고 생산자가 자신만의 엄격한 기준으로 만든다는 사실도 알고 있다. 소금이 아니더라도 입에 들어가는 모든 식품에서 중요한 점이다. 신뢰할 수 있는 사람이 만든 것은 안심하고 먹을 수 있다.

칼슘을 뼈로 만드는 비타민 K2

칼슘이 뼈가 되려면 비타민 K가 필요하다는 건 의사들 사이에서는 상식이다. 알고 있었는가? 최근 비타민 K에는 K1과 K2 두 종류가 있고 각기 다른 작용을 하는 것으로 드러났다. 그중에서도 칼슘을 뼈로 만드는 건 비타민 K2다.

아쉽게도 현재 일본의 혈액 분석 실험실에서는 비타민 K2를 측정할 수 없다. 하지만 훌륭한 효능을 지닌 비타민 K2가

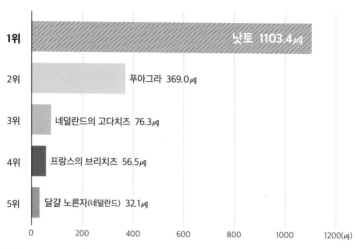

비타민 K2 함유량 순위

순위	식품	함유량
1위	낫토	1103.4μg
2위	푸아그라	369.0μg
3위	네덜란드의 고다치즈	76.3μg
4위	프랑스의 브리치즈	56.5μg
5위	달걀 노른자(네덜란드)	32.1μg

*식품 100ml 또는 100g당

풍부하게 들어있는 음식에 관해서는 해외의 연구 자료를 참고하면 도움이 된다. 캐나다 연구자가 시행한 조사에서 비타민 K2가 가장 많이 포함된 식품으로 낫토를 꼽았다. 낫토는 비타민 K2가 아주 풍부한 식품으로, 푸아그라의 2배가 넘고 달걀 노른자의 약 35배나 들어있다. 참고로 닭가슴살에는 8.9μg밖에 들어있지 않다.

그리고 최근 조사에서 스위스의 에멘탈 치즈와 노르웨이의 얄스버그 치즈가 비타민 K2를 만들어낸다는 것도 밝혀졌다.

에멘탈 치즈와 얄스버그 치즈는 종종 만화에서 쥐와 함께 그려지는 구멍이 숭숭 뚫린 치즈다. 이 구멍은 치즈가 발효되는 과정에서 가스가 빠져나간 곳에 생기는 것으로 프로피온산균이 왕성하게 활동한 흔적이다.

이 사실을 밝혀낸 연구에서 얄스버그 치즈와 카망베르 치즈를 먹었을 때 혈액 속 비타민 K2의 농도와 오스테오칼신osteocalcin(뼈에서 분비되는 단백질)의 농도를 비교했고, 그 결과 얄스버그 치즈를 먹었을 때만 비타민 K2와 오스테오칼신이 늘었다. 발효해서 만든 치즈에서 다 일어나는 현상은 아닌 것이다.

오스테오칼신은 동맥경화 예방과 뼈를 튼튼하게 하는 것 외에도 뇌 신경전달물질의 생산력을 높이고, 인슐린 분비량을 늘리고, 인슐린의 효과를 더욱 높이는 효능이 있는 것으로 알려져 있다.

마트에서 낫토를 흔히 볼 수 있는 나라에 살면 뼈를 튼튼하게 하기에 매우 유리하다. 뼈 건강은 '장수하는 뇌'와 직결된다. 비타민 K2는 체내에 쌓아둘 수 없기 때문에 매일 한 팩씩 낫토를 먹는 걸 추천한다. 낫토의 본고장인 일본에서는 낫토를 특정보건용품으로 지정했고, 비타민 K2가 일반 낫토보다 많이 들어있는 비타민 K2 강화 낫토 제품도 있다. 많은 사람이 비타민 K의 효능을 알았으면 좋겠다.

뼈를 튼튼하게 하는
김치와 낫토

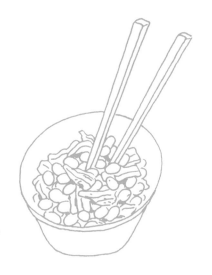

그릇에 김치와 낫토를 넣고 섞는다.

김칫국물로 간을 조절할 수 있다.

낫토에는 비타민 K2가 풍부하다. 비타민 K2는 칼슘과 함께 뼈에 필요한 성분이므로 낫토는 나이와 성별에 상관없이 적극 추천한다. 시중에 파는 낫토에는 대부분 소스가 함께 들어있지만, 나는 소스 대신 김치를 곁들여 먹는다. 김치 맛이 나는 낫토를 즐길 수 있어서 밥 없이 먹어도 충분히 맛이 좋다. 그대로 김에 싸 먹거나 두부에 얹어 먹어도 맛있다.

안전한 물이란?

소금과 더불어 물은 생명을 유지하기 위해서 무조건 필요하다. 평소에 어떤 물을 마시는가? 수돗물을 그대로 마시는 사람, 정수기를 사용하는 사람, 미네랄워터를 사 마시는 사람이 있듯이, 물을 마실 때는 다양한 선택지가 있다. 도쿄에서는 예전에 수돗물에서 염소를 제거하고 페트병에 담아 판매할 정도로 수돗물의 맛과 안전성을 강조한 적이 있지만, 나는 일본의 수질 기준이 유럽과 미국에 비해 느슨하다고 생각한다.

그렇다면 시중에 파는 미네랄워터는 안전할까? 돈을 내고 사 먹는 상품인 만큼 분명 안전할 것이라고, 몸에 좋은 성분이 들어 있어서 건강에 좋을 것이라고 믿는 건 섣부르다. 미네랄워터는 지하나 해양에서 채수한 물을 병에 담은 것인데, 미네랄워터를 사 마시면서 채수지의 환경을 생각하는 소비자가 있을까?

채수지 근처가 농약이나 중금속으로 인해 오염된 상태라면 그곳에서 채수한 물에 오염된 토양의 영향이 미쳤을 수도 있다. 해양이 오염됐다면 해양심층수에도 적지 않은 영향을 미쳤을 것이다. 몸에 좋은 성분이 들어있는 물이어도 성분표에는 없는 미량의 중금속이 함께 들어있을지 모르는 일이다.

자연환경이 좋은 지역에서는 우물의 물을 마시는 사람도 있을 수 있다. 지금까지는 아무런 문제가 없었더라도 근처에 약물을 뿌리는 골프장이나 논밭이 있다면 자신도 모르는 사이에 물이 오염됐을 가능성도 있다. 따라서 정기적으로 수질 검사를 해야 한다.

수돗물을 필터로 정수해서 마시기

그렇다면 물을 어떻게 마셔야 할까? 나는 수돗물을 필터로 정수해서 마시는 걸 제안한다. 내가 믿고 사용하는 정수기는 인공투석에 사용하는 물을 만드는 장치를 제조하는 회사의 제품으로 물과 관련된 특허 기술을 많이 가지고 있다. 투석에 사용되는 물이라면 이는 곧 혈관에 직접 넣어도 되는 물이라는 뜻이므로 안전성이 확실하다.

여담으로 내가 지금까지 마셔본 물 가운데 가장 맛있는 물은 노르웨이의 'VOSS'라는 미네랄워터다. 미국 호텔에서 별생각 없이 물을 마시다가 물이 너무나 맛있어서 "물이 이렇게 맛있다니!" 하고 깜짝 놀랐다. 알고 보니 빙하 지하의 암반수를 채수한 순도 높은 연수였다. 혼탁하지 않고 맑은 물을 맛있다고 느끼는 건 어쩌면 인간의 본능일지도 모른다.

녹차의 좋은 성분을 전부 섭취하는 방법

나는 낮에 녹차를 마신다. 원래는 페트병에 담긴 녹차를 사 마셨다. 어느 날 나쓰메 소세키의 소설 《풀베개》에 차에 관한 내용이 나온 게 떠올라서 요즘은 그 부분을 생각하며 직접 교쿠로차玉露茶를 내려 마신다. 교쿠로차를 마시면 뇌의 공간이 넓어진다고 해야 할지, 각성이 된다고 해야 할지, 말로 표현하기 어렵지만 어쨌거나 뇌에 좋은 자극이 퍼지는 느낌이다. 추상적이지만 내 솔직한 감상이다.

교쿠로차나 가부세차かぶせ茶처럼 일정 기간 햇빛을 차단해

키운 녹차*는 티아민thiamine이라는 성분이 풍부하다. 티아민은 뇌를 보호하는 작용을 하며 신경전달물질에도 영향을 미쳐서 스트레스를 낮추는 효능이 있다. 나쓰메 소세키가 살던 시대에는 녹차에 뇌에 좋은 작용을 하는 성분이 있다는 사실이 알려져 있지 않았지만 그는 감각적으로 알고 있었을지도 모른다.

한편 시중에 판매되는 페트병 녹차로는 카테킨catechin이라는 성분을 섭취할 수 있다. 카테킨은 햇빛을 차단하지 않고 재배하는 녹차 종류에 풍부하게 들어있고, 항산화 작용과 더불어 세균·바이러스 증식을 억제하는 작용도 하기 때문에 충치와 입 냄새 예방에 효과가 있다. 안타깝게도 카테킨과 티아민을 동시에 섭취하는 건 어렵다. 카테킨은 90℃ 고온에서 추출되고 티아민은 70℃ 이하에서 추출되기 때문이다.

녹차를 섞어 마셨을 때 누리는 효과

그래서 카테킨과 티아민을 함께 섭취할 방법이 없을까 궁

---

*   교쿠로차는 찻잎을 따기 3주 전부터, 가부세차는 1주 전부터 햇빛을 차단한 뒤 재배하며, 차광하면 광합성 작용이 줄어 쓴맛이 줄어들고 단맛이 더 잘 느껴진다. (옮긴이)

리하던 중 좋은 방법이 떠올랐다.

'페트병 녹차에 교쿠로차의 찻잎을 넣으면 카테킨과 티아민을 함께 섭취할 수 있겠구나!'

마트나 편의점 등에서 파는 페트병 녹차는 고온에서 추출한 것으로 카테킨이 들어있다. 교쿠로차는 상온의 물에도 우러나므로 교쿠로차의 찻잎을 티백용 부직포에 담고 그대로 페트병에 넣으면 카테킨과 티아민을 동시에 섭취할 수 있는 일석이조 녹차가 완성된다. 간단하게 시도할 수 있는 방법이다.

노화 스톱!
조심해야 할 음식들

인공감미료를 대체하는 천연감미료

인공감미료는 설탕보다 열 배 빠르게 당독소AGE, advanced glycated end products를 만들어낸다. 하지만 인공감미료의 위험성은 AGE와 연관된 것 말고도 있다. 가령 아스파탐aspartame(L-페닐 알라닌의 화합물)은 자연에는 존재하지 않는 화합물이다. 아스 파탐은 체내에서 아미노산인 페닐알라닌phenylalanine·아스파라 긴산asparaginic acid과 메탄올methanol로 분해된다. 메탄올은 인체에 해로운 알코올로 실명이나 죽음에 이르게 할 수도 있는 맹독 이다.

이외의 인공감미료는 설탕보다 의존성이 강한 게 문제다.

인공감미료는 칼로리가 낮다는 특징이 있어서 다이어트 식품으로 주목받고 있지만, 계속 먹고 싶어진다거나 단맛이 강하지 않으면 만족하지 못하게 될 위험이 있다. 뇌 건강을 생각하면 먹지 않는 게 좋다.

거듭 말하지만 화학적으로 합성된 인공감미료인 수크랄로스sucralose, 아세설팜칼륨acesulfame K, 사카린saccharin, 아스파탐은 피해야 한다. 단맛이 꼭 필요할 때는 천연 재료로 만든 설탕류, 꿀, 메이플시럽, 스테비아, 나한과, 자일리톨, 아가베시럽 등 천연감미료를 선택하는 게 좋다. 설탕 대신 감주를 사용하는 것도 좋은 방법이다.

평소 당질 섭취를 엄격히 제한하고 있는 나로서는 '설탕을 섭취할 필요가 있나?'라고 생각하지만, 위험한 감미료와 비교적 안전한 감미료를 알아두는 건 분명 필요하다.

단맛이 나는 음료와 음식을 피하기만 하면 되는 게 아니다. 시중에 팔고 있는 소스 종류, 레토르트 식품, 반찬 등에도 인공감미료가 사용된다. 늘 사 먹는 음식에 인공감미료가 들어 있지는 않은지 확인하자. 영양성분표에 기재된 원재료명에 정체를 알 수 없는 기다란 이름의 성분이 쓰여 있어서 깜짝 놀랄지도 모른다.

뇌 속을 파고드는 식품첨가물 주의

시판 식품에 사용되는 화학물질은 인공감미료뿐만이 아니다. 식품에 넣는 보존료나 착색료도 조심해야 한다. 현대의 유통 시스템을 고려하면 방부제, 산화방지제와 같은 식품 보존료 사용은 어쩔 수 없다고 생각한다. 공장과 센트럴키친*에서 조리한 뒤 전국 각지에 배달하는 사이 상품 품질이 떨어지면 판매하는 사람이나 구매하는 사람이나 모두 피해를 보기 때문이다.

식품 보존료만 따진다면 제조 과정에서 가열 살균하는 통조림 제품, 레토르트 식품과 잘 관리된 냉동식품은 비교적 안전하다. 세계 각국에서 식욕을 돋우는 단무지, 먹음직스러운 소시지와 햄, 다채로운 색감을 뽐내는 과자 종류 등에 쓰이는 착색료과 질병의 관련성에 대해 연구 결과를 내놨다. 적색 40호, 적색 102호, 황색 4호, 황색 5호 등의 식품착색료는 장내 환경 이상, 주의력 결핍·과잉행동 장애ADHD와 관련 있다는 사실이 밝혀졌다.

---

* 조리를 끝냈거나 반조리를 끝낸 식품 재료를 계열의 점포에 공급하기 위한 조리 시설. (엮은이)
** 체내 활성산소가 많아져 생체 산화 균형이 무너진 상태를 이르는 말. (엮은이)

그중에서도 무서운 건 아름다운 흰색을 내기 위해 쓰이는 이산화타이타늄titanium dioxide이다. 이산화타이타늄은 자동차의 도료, 페인트, 플라스틱, 인쇄용 잉크, 치약, 선크림 같은 화장품 등에도 사용되고 있다. 이처럼 공업 제품에 이용되는 이산화타이타늄이 놀랍게도 식품첨가물로도 사용되고 있다. 자동차의 도료와 선크림에 사용되는 물질을 식품으로 섭취해 몸속에 넣고 있는 것이다.

EU에서는 사용 금지

이산화타이타늄이 사용되는 식품에는 껌, 마요네즈, 화이트 초콜릿, 마시멜로가 있다. 하얀색일 때 매력적으로 보이는 제품에 사용된다. 해외 연구에 따르면 식품첨가물로 사용되는 이산화타이타늄은 아주 작은 단위인 나노 입자로 이뤄져있기 때문에 뇌에 혈액을 보낼 때 필터 역할을 하는 혈액뇌관문을 통과해서 뇌에 들어갈 수 있다고 한다.

쥐를 대상으로 한 실험에서는 신경세포에서 산화 스트레스**, 신경독성, 공간 기억·학습 등에서 인지 기능 장애가 발견됐다고 보고했다. 이미 프랑스에서는 2020년부터, EU(유럽

연합)에서는 2022년 8월부터 이산화타이타늄이 함유된 식품 판매를 금지하고 있다. 시중의 음식은 안전하다고 믿기 쉽지만 꼭 그렇지만도 않다.

섭취를 조심해야 하는 톳

충격적인 이야기가 하나 더 있다. 몸에 좋다고 여겨지는 톳도 사실 조심히 섭취해야 하는 식품이다. 톳의 영양성분만 보면 식이섬유뿐만 아니라 칼륨과 칼슘 등의 미네랄이 풍부한 건강식품이다.

그렇지만 2004년 영국 식품기준청이 런던에서 판매되는 톳에 대해 '발암물질인 무기비소가 많이 들어있으므로 섭취하지 않을 것'을 권고했다. 일본 도쿄의 에도구 보건소에서도 한국산, 일본산, 중국산 톳을 조사했는데 세 국가의 톳에서 영국 식품기준청이 측정한 농도와 같은 수준의 무기비소가 검출됐다.

비소는 독성이 상당히 강해서 많은 양을 섭취하면 급성 중독을 일으키고 죽음에 이를 수도 있다. 또 만성 중독이 일으키는 증상으로는 구토, 식욕 감퇴, 피부 발진과 염증, 지각 장애,

해조류의 비소 농도

	건조 상태 총 비소	건조 상태 무기비소	불린 상태 총 비소	불린 상태 무기비소	불린 물 총 비소	불린 물 무기비소
톳 평균치 (n=9)	110mg/kg	77mg/kg	16mg/kg (습윤단위중량)	11mg/kg (습윤단위중량)	5mg/kg	3mg/kg
대황 평균치 (n=3)	30mg/kg	0.3mg/kg 미만	3mg/kg (습윤단위중량)	0.3mg/kg (습윤단위중량) 미만	1mg/kg	0.01mg/kg 미만
미역 평균치 (n=5)	35mg/kg	0.3mg/kg 미만	4mg/kg (습윤단위중량)	0.3mg/kg (습윤단위중량) 미만	0.4mg/kg	0.01mg/kg 미만
다시마 평균치 (n=7)	50mg/kg	0.3mg/kg 미만	3mg/kg (습윤단위중량)	0.3mg/kg (습윤단위중량) 미만	0.3mg/kg	0.01mg/kg 미만
김 평균치 (n=7)	24mg/kg	0.3mg/kg 미만	김은 불려도 양이 늘지 않는다.			

*단위는 해조류 1kg당 mg

※ 영국 식품기준청(FSA, Food Standards Agency)은 캐나다 식품기준청(CFIA, Canadian Food Inspection Agency)의 보고를 받아들여 런던에 판매되고 있는 31가지의 해조류를 대상으로 총 비소와 무기비소의 농도를 측정했다(위의 표).

※ 해조류는 대체로 건조 상태로 판매된다. 물에 불린 상태로 대상을 측정했다.

※ 비소는 모든 해조류에서 검출됐고, 그중에서 특히 톳은 비소를 많이 함유하고 있었다. 건강에 미칠 유해성으로는 유기비소보다 무기비소가 문제다. 톳을 먹으면 무기비소를 많이 섭취하게 되므로 먹지 않을 것을 권고한다.

운동 장애가 있다.

일본의 후생노동성은 WHO(세계 보건 기구)의 기준을 참고해서 물에 불린 톳을 하루에 4.7g 이상 섭취하지만 않는다면 문제가 없다고 발표했다. 하지만 독을 섭취하지 않으려면 톳을 먹지 않는 게 정답이다. 건강을 생각해서 챙겨 먹는 음식이 사실 독을 품고 있을 수도 있는 것이다.

톳을 너무 좋아해서 꼭 먹고 싶다면 일주일에 한 번, 작은 반찬 그릇에 담길 정도의 양을 먹는 정도로 만족해야 한다. 톳과 같이 바다에서 자라는 미역, 다시마, 김에는 무기비소가 톳의 200분의 1 정도 들어있다. 이 정도는 허용범위로 봐도 된다. 해조류에 포함된 수용성 식이섬유는 당질 흡수를 억제하고 배변 활동도 원활하게 해준다. 톳 외의 해조류는 맘껏 먹이도 된다.

모르고 살아가는 우유·밀가루 알레르기

알레르기가 어떤 건지 알고 있는가? 알레르기란 특정한 것에 과민하게 반응하는 상태다. 비염과 피부염, 심하면 아나필락시스anaphylaxis 쇼크도 일으킨다. 알레르기는 인간이 지닌 면역 시스템과 깊이 연관돼 있다. 면역은 태어날 때부터 지니고 있는 '자연면역'과 후천적으로 어떤 자극을 받고 생기는 '획득면역'으로 나뉜다. 그중에 알레르기와 관련 있는 건 획득면역 중에서도 IgE라는 항체다. IgE는 몸이 독으로 인식한 물질에 대항하기 위해 만들어진다.

삼나무 꽃가루에 의한 꽃가루 알레르기를 예시로 설명하면,

삼나무 꽃가루를 독으로 인식한 몸이 IgE 항체(면역)를 만든다. 이 획득면역 덕분에 일정량의 삼나무 꽃가루를 해치울 수 있다. 그런데 꽃가루가 몸 안에 대량으로 유입돼서 처리할 수 있는 한계치를 넘어서면 면역 반응이 폭주해서 알레르기 증상을 일으키는 것이다.

나는 환자들에게 각종 항체 검사를 받게 한다. 그 결과 인지 기능에 문제가 있는 환자의 절반 이상이 우유에 포함된 카세인casein이라는 성분에 항체를 지니고 있는 것으로 나타났다. 항체가 이미 있다는 건 그 사람에게 우유가 독이라는 의미다. 카세인 항체가 있는 사람은 유제품을 피하는 게 바람직하겠지만, 환자들을 보면 카세인 항체를 갖고 있는 환자 중에도 평소 우유를 자주 마시는 사람이 있다.

의심스러운 식품은 일주일 동안 끊어본다

마찬가지로 밀가루에 포함된 글루텐gluten도 알레르기를 일으키는 물질인데, 빵을 좋아하는 사람이 글루텐 항체를 가지고 있기도 하다. 글루텐은 밀가루에 함유된 단백질로 유럽인과 미국인에게 자주 나타나는 셀리악병, 글루텐 불내증, 글루

알레르기 유발물질 표시대상

표시 의무 대상 품목 22가지	알류(가금류에 한함), 우유, 메밀, 땅콩, 대두, 밀, 잣, 호두, 게, 새우, 오징어, 고등어, 조개류, 굴, 전복, 홍합, 복숭아, 토마토, 닭고기, 돼지고기, 소고기, 아황산 포함 식품

※ 해당 식품이 포함된 식품이나 해당 식품과 같은 제조 시설을 통해 생산된 제품에 주의사항을 표시해야 한다.
※ 해당 표는 한국의 기준에 맞춰 제시했다. (옮긴이)

출처: 식품의약품안전처고시, 〈식품 등의 표시기준〉

텐 과민증, 밀가루 알레르기 등을 일으킨다.

전통적으로 쌀이 주식이었던 국가에서도 빵, 파스타, 우동 등 밀가루를 사용한 음식이 많으므로 자신도 의식하지 못한 사이 글루텐이 들어있는 음식을 섭취하는 사람이 많다. 글루텐 불내증이나 글루텐 과민증인 사람이 자신의 상태를 모른 채 글루텐을 많이 섭취하면 어떻게 될까? 글루텐에 공격받은 장이 손상되고 장 안의 세포와 세포 사이에 틈이 생긴다. 이 증상을 장누수증후군이라고 부른다. 환자 본인이 느끼는 자각증상으로는 집중력 저하, 불편감, 변비, 소화기관 문제 등이 있다.

카세인과 글루텐 항체가 있는지 검사로 확인할 수도 있지만, '이걸 먹으면 몸 상태가 별로야' 하는 식품이 있다면 일주일 정도 그 미심쩍은 음식을 끊어보자. 카세인이 의심스러우면 우유뿐만 아니라 유제품을 철저하게 끊고 글루텐이 의심스러우면 밀가루, 보리, 호밀 등 글루텐이 들어있는 음식을 전부 끊는다. 그다음 몸 상태가 나빠지는 일이 사라진다면 끊은 음식이 자기 몸에는 독으로 작용했다는 의미다.

자신도 모르게 몸에 독이 되는 음식을 계속 먹어온 사람이 분명 많으리라. 두드러지는 증상이 없더라도 몸에 맞지 않는 음식을 계속 먹으면 몸에 부담이 갈 수밖에 없다. 게다가 장에서 이물질이 섞여 들어가서 뇌에 나쁜 영향을 미칠 가능성도 있다. 의심스러운 건 피하는 게 현명하다.

장수 뇌를 만드는
건강식 가이드

※농약 섭취를 줄이고 싶다면 '유기농' 인증 마크나 '무농약' 인증 마크를 받은 먹거리, 농약과 비료를 권장량만 사용한 농산물우수관리 'GAP' 인증 마크를 받은 먹거리 등 농식품 국가인증제도를 통과한 식품을 눈여겨보자.*

해독 작용이 있는 음식

어떤 채소들은 해독 작용을 한다. 그중에서도 가장 먼저 추

---

*   한국의 기준에 맞춰 제시했다. (옮긴이)

천하고 싶은 건 십자화과 채소다. 십자화과 채소는 세포에서 독을 빼내서 대소변과 땀으로 배출되게 한다. 또 십자화과 채소에 들어있는 이소사이오사이아네이트에는 인체의 해독을 담당하는 간 기능을 강화하는 것 외에도 항암 작용, 살균 작용, 동맥경화 예방 등의 기능도 있다.

특히 1990년대 미국 국립 암 연구소에서 막대한 비용을 들여서 암을 예방하는 데 도움이 되는 식품을 분류한 '디자이너 푸드 피라미드'에도 십자화과 채소가 많이 포함돼 있다. 십자화과 채소인 양배추, 브로콜리는 피라미드의 상위에 기재됐다. 브로콜리의 새싹에 포함된 설포라판sulforaphane이라는 성분은 강력한 항염 작용과 해독 작용을 한다.

해독 작용을 위해서 무를 섭취할 때는 반드시 생으로 먹어야 한다. 갈릴 때 세포가 손상되면서 이소사이오사이아네이트가 생기기 때문이다. 특히 무의 뿌리 부분에 가까울수록 많이 생긴다고 한다.

십자화과 채소

경수채, 청경채, 다채(비타민), 소송채, 순무, 양배추, 브로콜리, 브로콜리의 새싹, 냉이, 무와 무순, 래디시, 컬리플라워, 케일, 배추, 루콜라, 고추냉이, 고추냉이잎

향신료로 익숙한 향채에도 다양한 해독 작용이 있다. 마늘, 파 종류, 부추 등에 들어있는 알리신allicin은 황화합물로 특유의 향을 풍기는 게 특징이다. 알리신은 강력한 살균 작용과 항균 작용을 하기 때문에 곰팡이와 병원균 증식을 억제한다.

생강은 살균 작용과 항염 작용을 하고, 혈액순환을 돕는 역할도 하므로 전신의 독을 회수해서 간으로 보내 해독을 촉진하는 효과를 기대할 수 있다. 태국요리에 자주 쓰이는 고수는 수은과 납 등의 유해 중금속을 배출하는 작용을 한다. 더불어 살모넬라와 칸디다 같은 균을 쫓아내는 강력한 항균 작용도 한다. 독특한 향 때문에 호불호가 갈리는 식품이지만 십자화과 채소 이상의 해독 작용을 기대할 수 있다.

향채류

고수, 마늘, 양파, 대파, 생강

이 외에도 해독 작용이 있다고 밝혀진 채소, 견과류, 기름이 있다. 지금까지 소개한 채소와 함께 많이 섭취하면 좋다. 그중에 브라질너트라는 견과류는 수은을 해독하는 셀레늄selenium이 많이 들어있는 데다 강력한 항산화 작용을 하는 등 몸에

좋은 성분이 많이 들어있다. 다만 셀레늄을 과도하게 섭취하면 신경계 이상 증상이 나타나므로 하루에 1~2알 정도가 적당하다.

그 외

아보카도, 비트, 해조류, 자몽, 레몬, 파프리카, 브라질너트, 엑스트라버진 올리브오일

장내 환경을 개선하고 면역력을 높이는 식품

발효식품은 장내 플로라(장내 세균 집단-옮긴이)를 더 다양하게 만든다. 좋은 균을 장으로 보내면 유산균, 부티르산균, 에쿠올 생산균 등이 활성화되면서 장내 플로라가 균형을 이루고 면역 기능이 원활하게 작동한다. 여성의 신체에서는 특정 장내 세균이 여성호르몬인 에스트로겐과 유사한 구조의 에쿠올equol이란 물질을 생산해서 몸 전체에 이로운 효과가 나타난다.

발효식품뿐만 아니라 발효 조미료도 장내 환경을 개선하는 데 도움을 준다. 다만 발효 조미료는 '진짜'를 고르는 게 중요하다. 상품 라벨에 식초나 간장이라고 쓰여 있더라도 원재료

성분을 보면 화학 처리된 재료명이 적힌 경우가 있다. 원재료 가짓수가 되도록 적고 전통적인 제조 방식으로 만들어진 제품을 추천한다. 감주는 그대로 마셔도 되고 설탕 대신에 사용할 수도 있다.

발효식품

쌀겨절임, 노각장아찌, 유채겨자무침, 낫토, 김치,
생햄·살라미(이탈리아산, 스페인산), 오징어젓, 안초비, 발효 버터

발효조미료

식초, 간장, 된장, 와인 비네거, 어간장(숏츠루, 남플라, 느억맘*), 두반장, 감주

차

홍차, 우롱차, 루이보스차

우롱차는 반발효차(차 잎의 효소 산화처리를 부분적으로 행한 차-엮은이)이고 홍차, 루이보스차, 보이차, 고이시차高石茶는 발효차다. 발효식품은 먹기 힘들지 몰라도 차는 도전하기 쉬울 것이다.

---

*   숏츠루는 일본의 어간장, 남플라는 태국의 어간장, 느억맘은 베트남의 어간장이다. 한국에서 쉽게 구할 수 있는 어간장으로는 멸치액젓, 까나리액젓이 있다. (옮긴이)

장정 작용을 하는 식품

축적된 독을 빠르게 소변, 대변, 땀 등의 해독 경로를 통해 배출하려면 수분 섭취와 함께 배변 활동을 원활히 하는 게 중요하다. 대변이 오랫동안 대장에 머무르면 발암물질, 발암촉진물질, 암모니아, 황화수소 등의 유해 물질이 발생한다. 애써 분해한 독을 원활하게 배출하지 못하면 다시 몸에 나쁜 영향으로 돌아온다.

변비 해소에는 식이섬유가 단연 최고다. 식이섬유는 수용성과 불용성으로 나뉘는데 두 가지 다 중요하다. 채소 외에 버섯, 해조류, 콩류, 현미 등에도 많이 들어있다.

우엉, 돼지감자, 모로헤이야, 낫토, 현미, 곤약, 시금치, 풋콩, 참깨, 쑥갓, 키위, 버섯류

항산화 작용이 있는 식품

항산화 작용이 있다고 알려진 식품은 많지만 그중에서도 주목하고 싶은 건 제7의 영양소라고도 불리는 파이토케미컬

이다. 덧붙여 설명하면 5대 영양소(당질, 지질, 단백질, 비타민 미네랄) 다음에 주목을 끈 것은 제6의 영양소인 식이섬유이고, 그다음이 파이토케미컬인 것이다.

파이토케미컬은 식물의 색소, 향, 쓴맛, 떫은맛 등의 성분을 전부 아우르는 단어다. 대표적으로 폴리페놀polyphenol, 카로티노이드carotinoid, 이소사이오사이아네이트, 푸코이단fucoidan, 베타글루칸β-glucan 등이 있다. 더 세분화하면 안토시아닌anthocyanin, 카테킨, 커큐민curcumin, 이소플라본, 카카오 폴리페놀 등 셀 수 없을 정도로 종류가 다양하다.

식물성 식품 중에서 색이 컬러풀한 것, 향이 강한 것, 쓴맛이 나는 것, 열을 가하면 떫은맛이 나는 것에는 파이토케미컬이 들어있다고 기억하면 된다. 배, 사과, 귤처럼 껍질에 색소가 많은 것은 잘 씻어서 껍질까지 전부 먹으면 좋다. 나는 무농약으로 재배된 귤을 껍질째로 전부 먹는다. 또 강황에 함유된 커큐민을 섭취하기 위해서 수프카레를 일주일에 3, 4번 먹기도 한다.

항산화 작용이 있는 식품

아보카도, 토마토, 사과, 블루베리, 귤, 레몬, 유자, 콩제품·콩류, 셀러리, 쑥갓, 아스파라거스, 피망, 파프리카, 코코아, 호두, 아몬드, 카레가루(강황, 울금), 녹차

아연이 많이 들어있는 식품

아연은 축적된 납과 수은의 독성을 약하게 만드는 효능 외에도 새로운 세포를 만들 때 꼭 필요한 재료다. 뇌세포, 내장세포, 피부세포 전부 아연이 없으면 새로운 세포를 만들 수 없다. 따라서 아연이 포함된 식품을 섭취하는 건 중요한 일이다. 동시에 아연의 흡수를 방해하는 패스트푸드, 편의점 도시락, 인스턴트라면 등의 가공식품을 많이 먹지 않도록 신경 써야 한다.

아연이 부족해지면 미각 상실, 면역력 저하, 빈혈, 탈모, 신경 감각 장애 등의 증상이 일어날 수 있다. 바쁘다고 편의점 도시락이나 컵라면 같은 가공식품을 계속 섭취하다 보면 초콜릿이 달지 않게 느껴지거나 늘 먹던 음식의 맛이 싱겁고 맛없게 느껴질 수 있다. 이런 증상은 아연 결핍에 의한 미각 장애일 수 있다.

아연이 풍부한 식품
굴, 살코기(소, 양, 돼지), 간(소, 닭, 돼지), 오징어,
잠두콩, 관자, 캐슈넛, 브라질너트, 메밀

인지 기능이 미심쩍으면 영양제 섭취

몸에 필요한 영양소는 기본적으로 음식 섭취를 통해 얻는다. 하지만 음식만으로 필요한 양을 채우지 못하는 경우나 영양결핍으로 인지 기능이 저하되고 질병에 걸리기 쉬운 상황에서는 영양제를 활용해도 좋다.

나는 인지 기능이 저하된 환자에게 비타민 D3 영양제와 비타민 B군 영양제에 커큐민과 DHA를 배합한 '메모린'이라는 영양제를 처방하고 있다. 메모린은 '레키오 파마LEQUIO PHARMA'라는 일본의 제약회사가 만든다.

커큐민은 강황·울금에 들어있는 폴리페놀이고 뇌의 영양분으로 알려져 있다. 환자의 경과를 지켜본 결과 비타민 D와 비타민 B군에 더해 커큐민도 함께 섭취할 때 인지 기능 문제가 더 잘 개선됐다.

전자레인지 조리는
영양성분을 변질시킨다?

전자레인지는 전파를 이용해 물의 분자를 진동시켜서 마찰열을 발생시켜 조리하거나 데운다. 물 분자를 진동시킬 때 생체 분자 구조가 파괴된다. 예를 들어 파이토케미컬이 물 분자 속에 일정량 들어있다고 가정했을 때, 물 분자가 격렬하게 움직이면 파이토케미컬이 파괴된다. 파괴되기 어려운 것과 파괴되기 쉬운 것이 있는데, 고분자 물질일수록 더 잘 파괴된다.

예를 들어 단백질은 고분자 화합물로 65℃ 이상의 환경에서 변성을 일으킨다. 변성이란 분자 구조가 구부러지고 휘는 것을 말하며 삶거나 구우면 단백실 변성이 일어난다. 물 분자를 진동시켜서 분자 안의 움직임이 과해지면 단백질 구조가 끊어지거나 손상될 수 있다. 구부러지고 휘는 건 형태가 바뀌는 것이지 단백질이 변하는 건 아니다. 하지만 구조가 손상되면 더는 단백질이 아니게 된다.

최신 영양성분표에 감자, 옥수수, 브로콜리, 연어, 참치를 전자레인지로 조리했을 때의 영양성분은 알려졌지만 파이토케미컬에 대해서는 분석된 바가 없다. 브로콜리를 삶았을 때와 전자레인지로 조리했을 때의 영양성분 결과를 비교해보면 비타민 C와 엽산은 전자레인지로 조리했을 때 더 많이 남아있다. 그도 그럴 것이 비타민 C와 엽산은 수용성이라서 삶으면 영양성분이 물로 빠져나간다. 브로콜리만 먹을 때는 전자레인지에 조리하는 게 비타민 C와 엽산 섭취에 더 유리하다. 하지만 브로콜리로 수프를 만들어서 국물을 전부 먹는다면 섭취량에 큰 차이가 없다.

비타민 C와 엽산에 한해서는 전자레인지 조리가 더 좋을지 몰라도 영양소는 이 두 가지만 있는 게 아니다. 주요 영양소 외에 파이토케미컬에 대한 연구가 이뤄질 때까지는 전자레인지 조리가 어떤 영양소를 파괴할 가능성을 부정할 수 없다. 현시점에서 영양소를 파괴하지 않고 조리할 수 있는 방법은 가스, 인덕션·하이라이터, 오븐 정도라고 알아두면 된다.

제4장

피로를 풀어주면
뇌가 장수한다

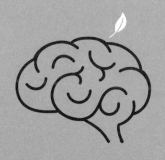

피곤하지 않게 사는 사람은
오래 산다

　주위를 둘러보면 "저 사람은 지치지도 않나 봐"라는 말이 절로 나오는 사람이 있다. 해야 할 일을 제대로 하면서도 항상 활기차고 지친 기색이 없는 사람을 보면 참 신기하다. 그래서 추측하건대 지치지 않는 사람은 그 방법을 알고 있는 것 아닐까? 저마다의 방법으로 일과 생활을 컨트롤해서 지칠 정도로 일하지 않고 무리하지 않는 식으로 말이다.

　군더더기 없이 일을 처리해서 헛수고를 덜고 에너지를 절약하는 방법도 있을 테고, 수면시간을 반드시 지킬 수 있게 시간을 관리하는 방법이나 지쳐버리기 전에 휴식을 취하는 방법도 있을 수 있다. 아니면 다른 사람에게 일을 넘기고 자신은 지치지 않게 체력을 관리하는 것도 방법이라면 방법이겠다.

건강하게 장수하는 사람들은 공통적으로 잘 지치지 않는다. 살면서 누구나 몸이 지쳐서 생각이 막히고 더는 머리가 돌아가지 않는 상태를 경험한다. 지쳤을 때나 지치기 전에 제대로 쉴 줄 아는 사람들이 장수할 수 있다고 생각한다.

지친 상태에도 할당량이나 마감에 쫓겨서 필사적으로 계속 일한다면 늦든 이르든 언젠가는 무너지는 순간이 올지 모른다. 지치는 원인은 일뿐만이 아니다. 부모를 돌보거나 아이를 키우는 일에만 매달리면 기력도 체력도 한계에 다다른다. 피곤한데도 쉬지 않아서(못해서) 피로가 쌓이면 병이 날 수도 있다.

지칠 때까지 할 가치가 있는 일인가?

지치지 않는 사람은 어떤 점이 다를까? 그런 사람은 다들 자신이 왜 지치는지를 생각한다. 그리고 지치는 원인을 없애려고 한다. 회사를 옮기면 월급이 줄어들지 모른다거나, 회사를 떠나 독립에 성공할 수 있을까 불안한 마음이 드는 건 누구나 같다. 하지만 지치지 않는 사람은 자신이 지치고 피폐해지지 않도록 보호하는 걸 최우선으로 여기기 때문에 지치는 원인을 없애기 위해서 행동할 수 있는 것이다.

많은 여성이 자녀 교육과 부모 돌봄 피로에 시달린다. 아이를 좋은 학교에 보내느라, 다른 집 아이에게 뒤지지 않을 정도로 가르치려고 하느라 힘들어한다. 또 부모를 다른 사람에게 맡기는 건 남 보기에도 좋지 않고 비용도 많이 든다는 이유로 직접 모시느라 힘들어한다. 여성만 부담을 지는 구조가 이상하지만, 여태 내가 본 환자 중에 자녀와 부모를 돌보느라 피폐해지는 건 거의 여성이었다.

자녀의 성장기와 부모를 돌봐야 하는 시기가 겹치는 일이 흔하다. 또 자녀와 부모의 일 어느 것도 마음대로 되지 않고 가족들의 이해를 받지 못하는 일도 많을 것이다. 자녀와 부모를 돌보면서 일까지 하고 있다면 쉴 틈 없이 바빠서 체력적으로 한계에 다다르지 않을까? 자신의 회복은 뒤로 미루고 살다가 나만을 위한 시간을 가져본 때가 기억조차 나지 않는 사람도 많으리라. 그렇게 생활하면 항상 스트레스에 시달리고 마음에 여유가 없는 게 당연하다.

이럴 때는 어떻게 대처하면 좋을까? 가장 좋은 해결책은 원인을 분석하고 가능한 방법을 찾아서 지금 자신이 마주한 최악의 상황에서 벗어나는 것이다. 하지만 말처럼 쉬운 일은 아니다. 단번에 이루기 힘든 과정이지만, 자신을 지키기 위해서는 짊어지고 있는 짐을 조금이라도 내려놔야 자신이 소모되는 걸 막을 수 있다.

얽매이지 말고 생각하자

자녀, 부모와 관련된 문제는 남들 시선과 인간관계에 얽매이지 않고 생각하면 해결되는 경우가 많다. 남들 시선을 신경 쓰느라 움츠러드는 건 자신의 수명을 단축시키는 일이나 마찬가지다. 이 기회에 남들처럼 해야 한다는 생각을 떨쳐내고 어떻게 하면 자신이 지치지 않을 수 있을지 곰곰이 생각해보는 건 어떨까?

'아이의 성적이 좋지 않은 게 뭐가 나쁘지?', '아이가 이걸 꼭 배워야 할까?', '아이를 돌보는 건 엄마만의 역할일까?', '힘들 때 도와줄 사람을 어떻게 구해야 할까?', '부모님을 다른 사람 손에 맡기는 게 안 될 일인가?', '부모님을 돌보는 게 정말 나만 할 수 있는 일인가?', '부모님 간병인을 고용할 때 받을 수 있는 정부 보조금은 없을까?', '치매인 가족이 있는 걸 주변에 쉬쉬해야 하나?' 이런 식으로 자문자답하다 보면 해결법을 찾을 수 있을 것이다.

우리 사회에는 눈에 보이지 않는 인간관계, 체면, 욕망 등의 사회적 시선과 편견이 공기처럼 떠돌고 있다. 때문에 스트레스를 받지만 60세, 70세, 80세 나이를 먹으면서 점점 사회의 편견으로부터 자유로워진다. 회사원은 60세, 65세쯤 정년퇴직하고 나서 회사의 인간관계에서 벗어난다.

거기서 나이가 더 들면 편견과 사회적 시선을 구성하던 주변인들이 하나둘씩 먼저 떠난다. 90세쯤에는 살아남은 사람이 아주 적다. 남의 시선과 거리를 적절하게 잘 유지한 사람은 오래 살아남아서 90세 무렵에는 편견이나 남의 시선 그 어느 것에도 얽매이지 않는다는 이야기다. "나한테 뭐라고 하던 사람들이 먼저 죽고 난 뒤로는 자유로워"라고 말할 수 있는 건 오래 산 사람만의 특권이자 인생의 새로운 경지라고 볼 수 있다.

오래 사는 것이 이기는 것이다

프로 스키 선수인 미우라 게이조의 아들이자 마찬가지로 프로 스키 선수인 미우라 유이치로 씨는 70세 때 세계 최고령으로 에베레스트 등정에 성공했다. 그로부터 10년 뒤인 80세 때 에베레스트 등정에 성공하면서 자신의 등정 최고령 기록을 다시 갱신하는 업적을 달성하기도 했다.

그는 20대 때 스키 연맹의 압력으로 올림픽 출전 기회를 놓쳤다. 선수 생활에서 한두 번밖에 없는 기회를 놓친 것이다. 자신의 실력 부족 때문이 아니라 어떤 외부적인 얽매임이 원인이었다면 너무 안타까웠을 것이다. 그리고 30대 때 에베레스트 등정을 목표로 삼았지만 이번에는 등산 허가를 받지 못했다. 같은 시기에 에베레스트 등산에 도전한 우에무라 나오미植村直己 씨에게는 허가가 내려졌는데도 말이다.

유이치로 씨는 "60세, 70세쯤 되니 나의 젊은 시절 라이벌이었던(심지어 얽매임의 원흉이었던) 사람들은 점점 쇠약해졌지만 나는 건강해서 압도적으로 이겨버렸다"라고 말하기도 했다. 나는 이 발언이 흥미로웠고 '노화를 이겨내는 건 이런 거구나' 하고 생각했다.

또래의 라이벌이 사라지면 그때부터는 자신과의 승부가 시작된다. 남을 신경 쓸 필요 없는, 오직 자신만의 세상이 펼쳐지는 것이다. 상대를 쓰러뜨리는 게 아니라 상대가 링에서 내려가 링에 남은 자신이 결국 승자가 되는 것. 나이가 들면 들수록 사는 게 편해지는 건 아마 이런 이유 때문이지 않을까.

술·담배와 뇌세포의
깊은 관계

　건강장수에 대해 이야기할 때면 항상 술과 관련된 질문을 받는다. 술은 영양소가 없고 몸에 필요하지도 않지만 스트레스를 풀기 위해, 아니면 그냥 좋아해서 마시는 기호식품이다. 기호식품은 좋아하는 사람이 있는가 하면 아무 관심 없는 사람도 있다. 과연 유익할까, 유해할까? 여기서는 술이 장수에 어떤 영향을 주는지 설명한다.

　내가 사는 일본에 대해 말하자면, 일본인은 알코올 분해 효소가 없는 사람이 많다. 이런 사람들이 술을 마시는 건 분명 해로운 일이다. 요즘은 분위기가 달라졌지만 예전에는 "술은 계속 마시다 보면 주량이 늘어난다" 같은 근거 없는 말로 술을 강권하는 사람들이 있었다. 하지만 지금의 일본에서는 이런 행동을 살인미수죄나 마찬가지로 본다.

술이 약한 사람, 강한 사람이 있듯이 알코올 분해 능력은 사람마다 다르다. 그러나 술을 마시면 간에서 술을 분해할 때 누구에게나 아세트알데하이드acetaldehyde라는 독성 물질이 생성된다. 생성된 아세트알데하이드가 효소에 의해 산화하면 아세트산acetic acid으로 변하고, 마지막에는 탄산가스와 물이 돼서 몸 밖으로 배출된다.

알코올은 뇌세포를 파괴한다

지금부터 하는 이야기는 더 중요하다. 아세트알데하이드는 뇌세포를 파괴한다. 술을 얼마만큼 마셨을 때 뇌세포가 몇 개 손상되는지에 관한 자료는 없지만, 숙취로 머리가 아플 때 뇌세포가 죽고 있는 건 확실하다. 과음한 탓에 어떻게 집에 돌아왔는지 기억이 나지 않거나 전날의 술자리에서 중간부터 기억이 끊겼을 때는 막대한 수의 뇌세포를 잃은 것이다.

뇌세포는 뇌를 자극해서 새로 만들어지는데, 소실된 뇌세포는 금방 돌아오지 않는다. 잃는 건 쉬워도 새로 만들어지기까지는 며칠 걸린다. 이 사실을 알고서도 "일 끝나고 마시는 술이 맛있지", "위스키를 마시면 긴장이 풀리고 편안해져", "치킨에 맥주가 최고야"라며 '즐겁게 마시는 술'은 나쁘지 않다고 생각한다. 하지만 회식처럼 내키지 않는 자리에서 마시는 '즐겁지 않은 술'은 굳이 마시지 않았으면 좋겠다.

담배는 모든 사람에게 해로울까?

술 다음으로 자주 묻는 건 담배의 장단점이다. 지쳐서 잠깐 쉴 때 담배를 찾게 된다는 이야기도 자주 듣는다. 보통 담배는 술보다 더 나쁘다고 여기는데, 실제로는 어떨까? 일본의 경우 옛날과 비교하면 흡연자가 현저히 줄어들었다. 옛 영화를 보면 남성이든 여성이든 담배를 피우고 있고 옛날에는 전철 좌석 근처에 당연하게 재떨이가 있었다. 비행기의 뒤쪽에 흡연석이 있기도 했다.

흡연자가 줄어든 이유는 흡연이 야기하는 건강 피해에 대한 문제의식이 세계적으로 널리 퍼지고 있기 때문일 것이다. 담배를 피우면 폐암에 걸린다는 이야기가 사람들이 담배를 멀리하는 데 크게 일조한 것은 맞다. 하지만 그 외에 담배에 포함된 유해 물질이 낱낱이 밝혀지면서 간접흡연도 문제가 되고 있다. 현대 사회에서 담배는 백 가지 해롭고 하나도 이롭지 않은, 백해무익한 물건임이 상식으로 자리 잡았다.

그렇다면 담배를 피우면 정말 단명할까? 물론 폐암을 일으킬 가능성은 있다. 하지만 장수하는 사람 중에는 담배를 계속 피우던 사람도 꽤 있다. 담배를 피우고 와인을 마시며 초콜릿을 좋아했던 사람도 장수하는 경우가 있다는 자료가 있다.

담배에 들어있는 니코틴nicotine이 뇌의 신경전달물질인 아세틸콜린acetylcholine을 자극해서 뇌를 각성시킬 가능성이 있다고 한다. 니코틴은 머리를 말뚱하게 하고 와인에 포함된 레스베라트롤resveratrol과 초콜릿에 들어있는 폴리페놀은 체내에서 항산화 작용을 하므로 이론적으로는 그럴싸하다.

만약 어떤 사람이 담배를 계속 피웠는데 중년기에 폐암에 걸리지 않았고 80세가 될 때까지 계속 피워도 폐암에 걸리지 않았다면, 그 이후로도 암에 걸릴 확률은 적을 수 있다. 오히려 흡연이 아세틸콜린을 자극해서 뇌가 건강해지는 효과가 더 클 수 있다.

반려동물이
뇌에 주는 영향

　요즘에는 개나 고양이 같은 반려동물을 키우는 사람이 많다. 핵가족화도 반려동물을 키우는 사람이 많아진 이유 중 하나일 것이다. "오랜만에 부모님 집에 들렀더니 부모님이 나를 반려견의 이름으로 잘못 부른 적이 있다"는 식의 재미있는 이야기도 종종 듣는다. 개와 고양이는 특히 인기 있는 반려동물이다. TV에 개나 고양이와 관련된 방송이 많고 인터넷으로 동물 영상을 보며 '힐링'하는 사람도 많다.

　특히 최근에는 고양이의 인기가 부쩍 늘었다. 고양이의 어떤 점이 인기몰이를 하는지는 모르겠지만 고양이에게는 뭔가 특별한 매력이 있나 보다.

말과 돌고래를 이용한 치료법에 대한 논문

단순히 지금 시대에 유행하는 건지 아니면 인구가 고령화한 사회에서는 반려동물에게 특별한 역할이 생기는 건지 모르겠다. 하지만 말과 돌고래를 이용한 치료법을 다룬 실제 논문이 몇몇 있다.

만성 류머티즘 관절염, 다발 경화증, 재생 불량성 빈혈 등 만성적인 자가면역 질환이 말과 교감해서 좋아진 의학 사례가 있다. 그리고 돌고래와 함께 수영하면 천식이 낫는다고 한다.

물론 동물 알레르기가 있거나 동물을 좋아하지 않는 사람에게는 권하지 않는다. 다만 가족이 적어서 외롭고 동물에게 애정을 주고 싶은 사람에게는 정서적인 안정을 얻고 규칙적인 생활을 하는 데 효과가 있을 것이다.

이상적인 수면시간은
7시간일까?

7시간 정도의 수면이 건강에 가장 좋다고 알고 있는 사람이 많다. 수십만 명을 대상으로 수면시간을 조사한 결과 7시간 자는 사람들의 사망률이 낮았다는 조사 결과가 널리 알려졌기 때문이다. 하지만 어떤 사람이 몇 시간 자야 오래 살 것인가 하는 문제는 알 수 없는 영역이다. 실제로 4시간만 자도 충분하다는 사람이 있는가 하면 9시간은 넘게 자야 피곤하지 않다는 사람도 있다.

나는 매일 5시간 자는데, 사실 4시간만 자도 충분할 것 같다. 5시간 자면 모자라지 않느냐 싶겠지만, 나는 5시간 자면 자연스레 눈이 떠지고 기상 직후가 하루 중 집중력이 가장 높다. 그리고 시간이 지날수록 집중력이 떨어지다가 저녁쯤에는 두뇌 회전이 느려진다.

자고 있을 때 뇌에서는 무슨 일이 일어날까?

최근 연구 조사에서는 깊은 수면 상태에 들어가면 뇌 속의 노폐물이 씻겨 내려가서 뇌가 깨끗해진다는 것이 밝혀졌다. 다시 말해 푹 자다가 눈이 저절로 떠졌을 때 뇌의 컨디션이 가장 좋다는 의미다. 그리고 시간이 지날수록 뇌에는 다시 노폐물이 쌓이기 시작하고 집중력이 조금씩 떨어진다. 자기 직전은 하루 중에 뇌가 가장 더러운 상태다.

뇌를 청소하는 데 필요한 시간은 사람마다 다르다. 아침 알람을 맞추지 않아도 눈이 저절로 떠지면 뇌가 충분히 깨끗해진 상태라고 볼 수 있다. 잠든 사이에 하루 동안 혹사당한 피부와 내장 등 신체세포가 회복되고 뇌에 들어온 정보와 기억이 정리되는 건 말할 필요도 없다.

출근 시간이나 가족의 일정에 맞춰 알람을 설정하고 억지로 눈을 뜨는 경우에는 수면 시간이 모자랄 수 있다. 전철에 앉자마자 잠들어 버린다면 단순히 수면 시간이 부족한 상태일 가능성이 높다. 물론 그냥 할 일이 없어서 조는 것일 수도 있겠지만 말이다.

스마트 워치로 컨디션을 관리할 수 있다

회의 중에 졸음이 쏟아진 경험은 누구에게나 있으리라. 나도 대학교에서 강의하던 시절에는 회의가 연달아 있었고 다른 사람이 만든 자료를 보고 해석하거나 평가하는 일에 많은 시간을 썼다. 이런 업무를 할 때는 굉장히 피곤했다. 평소 흥미가 없던 영역을 이해하려고 애썼으니 그럴 만도 하다.

물론 그것이 교수로서 응당 해야 하는 일이기 때문에 어쩔 도리가 없지만, 결국 잠들어버리는 경우도 있었다. 그런데 내가 만든 자료를 분석할 때는 집중력이 흐트러지는 일이 없었고 다 끝낸 뒤에도 피곤하지 않았다. 게다가 중간에 졸린 적도 없었다. 개원해서 클리닉을 운영하는 지금은 업무에 집중을 잘하고 낮에 졸린 적도 거의 없다.

회의처럼 다른 사람이 주관하는 영역에서는 압박감을 느끼고 그 압박감 탓에 집중력을 잃었다. 조직에 소속돼 일하고 있다면 압박감이 작용한다. 직업에 따라서는 근무 시간이 일정하지 않거나 불규칙적으로 야근을 해야 하는 사람들도 있다.

압박감과 불규칙한 수면은 뇌를 피곤하게 하고 몸에도 스트레스를 준다. 심신의 건강을 생각하면 야간에도 일해야 하는 직업이 존재하는 것 자체가 좋지 않다고 생각하지만, 사회가 문제없이 돌아가기 위해서는 어쩔 수 없는 부분이기도 하다.

한 번의 수면에는 깊은 수면이 세 번 정도 있으면 좋다. 방법을 하나 추천하자면 스마트 워치로 생활습관과 컨디션을 관리하는 것이다. 깊은 수면(논렘수면) 상태일 때 뇌가 정화되므로 수면 시간이 불규칙적이더라도 깊게 자고 있다면 걱정을 조금 내려놓아도 된다.

스마트 워치는 수면 패턴을 표시해 줄 뿐 아니라 걸음 수, 심박수, 심전도, 혈중산소 등의 정보를 제공하고 제품에 따라서는 필요한 운동량과 소비 칼로리 등을 알려주기도 한다. 체중과 혈압 등을 기록해주는 기능도 있다. 몸 상태를 훑어서 보여준다니 참 신통방통하다.

운동과 식사는
둘 다 놓치면 안 된다

　학교에서 배울 때는 국어와 산수 등 지식을 쌓는 과목과 체육, 음악, 미술 등 몸을 사용하는 과목을 나눠서 생각한다. 하지만 일상생활에서는 다양한 지식과 더불어 몸을 움직이는 일도 필요해서 과목을 나눠서 하는 일은 하나도 없다. 누구나 모든 영역의 지식을 총동원해서 몸 전체를 움직이면서 일상생활을 하고 있다.

　예를 들어 걷거나 자전거 또는 차를 타고 쇼핑하러 가서 금액을 따지며 물건을 고르는 상황을 상상해보자. 옷을 살 때는 '색은? 디자인은?' 하며 미적 감각과 지식을 동원해서 물건을 고른다. 반찬을 사는데 30% 할인 표시가 붙어있으면 정가에서 30%를 뺀 가격을 계산하고 영양소도 고려한다. 직접 요리할 때는 며칠 정도 보관할 수 있을지, 냉장실과 냉동실에 뭐가 있었는지를 머릿속에 그리며 집에 있는 재료로 무엇을 만들 수 있을까 생각한다. 여기에 더해 가족들이 좋아하는 메뉴나 먹는 양까지 고려하기도 한다. 이 모든 능력을 종합적으로 발휘하면서 살아가는 것이다.

삶의 질을 유지하는 요령은?

얼마 전에 운동과 식사 중 어느 것이 더 중요하냐는 질문을 받았다. 그 두 가지 중에 어느 한쪽을 우선시한다는 발상 자체가 신기했다. 운동과 식사는 살아가는 한 일상적인 일이고 삶에서 떼어낼 수 없는 활동이기 때문이다. 우리의 생활에는 식사와 운동 그리고 뇌를 사용하는 일까지도 전부 연결돼 있다. 어느 것 하나를 뛰어나게 잘해낼 필요 없고, 두루두루 수행하는 게 '장수하는 뇌'에 가장 좋다. 가령 무엇 하나라도 못 하게 되면 그 하나가 걸림돌이 돼서 삶의 질이 떨어진다.

허리나 무릎이 다쳐서 외출은커녕 잠자고 일어나는 것두 마음대로 되지 않고, 백내장과 녹내장으로 눈이 잘 보이지 않고, 귀가 점점 안 들리고, 알츠하이머병에 걸리는 등 삶의 질을 떨어뜨리는 원인은 나이가 들수록 많아진다. 따라서 이런 요인을 예방하거나 얼른 알아차리고 적절하게 조치하는 게 아주 중요하다.

운동이 부족하면 오히려 피곤하다

신종 코로나바이러스 확산으로 외출이 줄고 집에서 가만히 있을 때가 많아졌는데도 어째서인지 더 금방 피곤하다고 느낀 적은 없는가? 몸은 매일 사용하지 않으면 약해진다. 근육이 약해지는 건 물론이고 뼈와 뇌도 약해진다. 몸을 움직이지 않으면 뇌에서 근육을 움직이라는 명령을 내리는 횟수가 줄고 근육을 움직이지 않으면 뼈에 가는 자극이 없어 뼈도 약해지는 것이다. 피곤함을 불러일으키는 건 근육의 피로만이 아니다.

이유 모를 피곤함을 느낀다면 뇌부터 몸 전체에 이르기까지 약해졌을 가능성이 크다. 이런 피곤함은 나이에 상관없이 누구나 느낀다. 아직 젊으니까 괜찮다면서 자신의 젊음을 믿고 몸을 움직이지 않으면 체력도 나빠지고 뇌의 활동도 둔해진다. 사람은 누구나 항상 '현역'이므로 몸을 계속 사용하는 게 중요하다.

내가 말하는 운동이란 말 그대로 몸을 움직이는 것을 뜻한다. 운동이 귀찮아서 못 하겠다는 사람들은 대개 '운동=스포츠', '운동=진 빠지게 몸을 쓰고 땀을 흘리는 것'으로 생각한다. 학창 시절 교육받은 체육과 스포츠의 개념을 떠올리고 '운동은 열심히 연습하고 성과를 내야 하는 것'으로 착각하는 것이다.

하지만 운동을 '몸을 움직이는 것', '몸을 사용하는 것'이라고 이해하면 운동이 귀찮다거나 몸에 맞지 않는다는 말은 하지 못한다. 집안에서도 걸어야 화장실에 갈 수 있고 손을 움직여야 세수할 수 있다. 옷을 갈아입는 것도, 집안일도, 샤워도 몸을 움직여야만 할 수 있는 일이다. 이렇게 생각하면 '운동'을 하지 않는 사람은 거의 없다. 차를 몰고 마트에 가더라도 마트 안에서 돌아다니고, 식료품을 배달시키더라도 직접 요리하는 등 가능한 범위에서 몸을 움직이는 게 중요하다.

걷고 계단을 오르내리는 것이 뇌에 좋은 이유

운동이라고 하면 먼 거리 걷기, 고통스러운 근육 운동, 박자가 빠른 댄스 등의 활동을 떠올린다. 하지만 뇌의 인지 능력을 저하시키지 않기 위함이라면 일상에서 몸을 움직이는 정도로 충분하다. 내가 특히 추천하는 건 밖에서 걷기와 계단 오르내리기다.

바깥을 걸으면 많은 정보가 뇌에 들어온다. 눈으로는 경치와 사람들의 얼굴 그리고 날씨 같은 정보가 들어오고 귀에는 나뭇잎이 바스락거리는 소리와 자동차 소리, 사람들이 떠드는 소리가 들린다. 코로는 계절마다 다르게 피는 꽃의 향기와 비가 내리기 전의 냄새, 그리고 자동차가 뿜는 배기가스 냄새처럼 불쾌한 냄새도 느낀다.

바람이 불면 피부로 바람을 느낄 수 있다. 또 추위와 더위, 습함과 건조함도 느낄 수 있다. 매일 같은 곳을 걸으면 자연 경치와 동네가 변해가는 모습이 보인다. 반대로 매번 다른 곳을 걸으면 이 길이 어디로 통하는지 생각하거나 저번에 걸었던 곳과는 어떤 점이 다른지 찾으면서 뇌에 자극이 간다. 걸을 때 등이 굽지 않도록 가볍게 가슴을 펴고 바른 자세로 앞을 보고 걷자. 일상생활에 필요한 근육을 단련할 수 있다.

주의! 요통이 인지 능력을 저하시킨다

계단을 다닐 때는 발을 내디딜 때마다 한 발로 서게 되는 순간이 있다. 평지를 걸을 때보다 허벅지, 엉덩이, 종아리 등 하체 근육을 더 많이 사용한다. 계단 높이를 신경 써서 움직여야 하기 때문에 균형 감각도 기를 수 있다. 계단 오르기는 언제나 자기 발로 걸을 수 있도록 근육을 유지하기에 훌륭한 운동이다.

허리를 다쳐서 행동반경이 줄어들면, 이를 계기로 인지 능력이 저하되는 사람이 상당히 많다. 외출하지 않고 줄곧 집에만 있으면 몸과 뇌를 쓰지 않게 되면서 심신이 쇠약해지기 때문이다.

주위 풍경을 바라보며 걷거나 자기 발로 계단을 오르내리면 코어 근육이 안정되면서 자연스럽게 허리를 보호하는 법을 체득하기 때문에 바깥을 걷고 계단에서 오르내리는 것을 특히 추천한다. 나이가 들면 무릎 통증을 호소하는 사람이 늘어난다. 무릎만 아프다면 지팡이나 휠체어를 이용해서 이동할 수 있다. 도구를 사용해서라도 자기 자신의 힘으로 이동하는 건 인지 능력을 유지하기 위해서도 아주 중요하다.

운동으로 몸을 해치는 것은 옳지 않다

이 책을 읽는 사람 중에는 헬스장을 다니며 근육을 단련하고, 마라톤 등 각종 스포츠 대회에 참가하는 걸 좋아하는 사람도 있을 것이다. 목표를 가지고 운동하는 건 멋진 일이다. 하지만 너무 무리하다가 무릎과 허리를 다치면 나이가 들었을 때 삶의 질을 떨어뜨리는 요인으로 작용하므로 조심해야 한다.

TV에 등장하는 숙련된 선수들의 운동 수행 능력에 감탄하고 의욕이 불타는 건 이해되지만, 선수들은 대회에서 이기는 걸 목표로 훈련에 전념한다. 몸을 단련한 경력이 일반인과 차원이 다르게 길다.

아무리 젊은 시절에 격렬한 스포츠를 했어도 몇 년이 지나면 예전에 단련한 근육은 남아있지 않다. "아이 운동회에서 계주로 뛰었다가 다리가 엉키는 바람에 인대를 다쳤다"라는 후일담도 심심찮게 듣는다. 몸 쓰는 일에 자신 있는 사람일수록 더 조심해야 한다. 40대 이후에 새로운 운동이나 스포츠를 시작한다면 자신의 실력에 맞는 수준부터 차근차근 시작하고, 의욕이 불타오르더라도 적당한 선에서 자제할 줄 알아야 한다.

장시간 달린 다음 쾌감과 만족감이 몰려오는 것을 말하는 '러너스 하이runners' high'라는 용어가 있는데, 사실 달리기뿐만 아니라 어떤 운동을 해도 러너스 하이 같은 도취감을 얻을 수 있다. 운동한 뒤에 찾아오는 고양감을 다시 느끼고, 상쾌함과 성취감에 푹 빠져서 더 큰 만족감을 느끼며 운동을 더 즐기고 싶은 마음이 들 수 있는 것이다.

그러나 욕심에 사로잡혀서 자신의 체력과 근력 수준에 맞지 않게 몸을 혹사하면 근육이 다치거나 연골이 닳을 수도 있다. 자칫 넘어지면 골절 부상도 입을 수 있다. 자신의 체력을 과신했다가는 심장과 폐에 악영향이 미친다.

지나친 운동은 역효과

운동은 건강장수가 목표라면 부족한 운동량을 채우고 스트레스를 해소할 수 있을 정도로 즐기며 하는 게 좋다. 훈련 수준의 고강도 운동으로 일상생활에 불필요한 근육까지 키울 필요는 없다. 근육과 관절을 지나치게 사용하거나 넘어져서 부상을 입으면, 남은 인생 동안 다친 부위를 관리해야 한다. 운동을 하는 동안에 즐거웠어도 긴 인생의 중간 지점에 몸을 다치면 크나큰 손해 아니겠는가!

　나이에 상관없이 할 수 있고 오래 지속할 수 있는 운동은 몸을 재빨리 움직여야 하고 순발력이 필요한 운동이 아니라 천천히 반복하는 운동이다. 태극권이나 요가가 좋은 예시다. 태극권을 바탕으로 만들어진 메디컬 태극권은 여러 나라에 퍼져 있고 도구가 필요 없는 데다가 몸이 뻣뻣해도 가능하다는 장점이 있다. 어렵지 않은 자세로 몸을 천천히 움직이기 때문에 다칠 걱정을 하지 않아도 된다.

　댄스도 좋은 운동이다. 요즘 젊은 사람들이 추는 템포 빠른 춤이 아니라 왈츠나 훌라댄스처럼 템포가 느린 춤을 추천한다. 운동을 해본 적 없는 사람이라면 국민체조를 하거나 문화센터에서 취미 전통무용을 배우는 것도 좋다. 어깨 통증을 없애주고 허리, 무릎, 고관절 등의 움직임이 부드러워지는 데다 자세가 교정되는 효과도 있다. 게다가 적당히 피로해져서 밤에 잠도 잘 오는 등 장점이 참 많은 운동이다.

제5장

병을 멀리하면
뇌가 장수한다

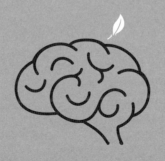

건강한 120세에
다가가는 과정

몸과 뇌 전부 건강한 120세를 맞이하려면 여러 관문을 통과해야 한다. 그중 제일 먼저 찾아오는 건 중년기의 생활습관병이다. 본격적인 내용에 들어가기 전에 생활습관병이 무엇인지 다시 살펴보도록 하자.

생활습관병이란 식사, 운동, 음주, 흡연, 스트레스 등의 생활 속 습관에 영향을 받아 생기는 질환들을 말한다. 일본인의 3대 사망원인인 암, 뇌혈관질환, 심장질환은 전부 생활습관병이다.* 주요 사망 원인에는 뇌혈관질환, 심장질환이 포함돼

---

* 한국인도 10대 사망 원인 중 무려 7개가 생활습관병에 해당하며 사망 원인을 1위부터 4위까지 순서대로 나열하면 암, 심장질환, 폐렴, 뇌혈관질환이다. (옮긴이)
  출처: 통계청, 〈사망원인 순위 추이, 2011~2021〉, 2022

있는데, 이 두 질환의 위험요인인 동맥경화·당뇨병·고지혈증
도 전부 생활습관병으로 알려졌다. 통풍이나 만성 신장질환을
유발하는 고뇨산혈증과 수면무호흡증후군도 동맥경화의 원인
이다.

요약하자면 '몸에 나쁜 생활습관이 지속되면 병에 걸린다.
그리고 사람들의 사망원인 대부분도 생활습관병이다'라는 의
미다. 중년기에 생활습관병에 걸리지 않고 암에도 걸리지 않
으면 첫 번째 관문을 통과한 것이다. 남성은 40대부터, 여성은
완경기 이후부터 중년기로 볼 수 있다.

이 관문을 통과한 다음 노년기에는 치매라는 관문이 기다
리고 있다. 치매의 70%를 차지하는 알츠하이머병은 85세인
사람 중 30%에 나타나는 질환이다. 하지만 알츠하이머병은
어느 날 갑자기 발병하지 않는다. 나는 40대 때 깜빡깜빡하는
것도 뇌 기능이 저하된 상태로 보며 중년기부터 알츠하이머병
을 예방하기 위한 대책이 필요하다고 생각한다.

노년기의 골절 부상도 하나의 관문이다

6장에서 더 자세히 설명하겠지만, 나이가 들면 뼈가 약해져서 낙상(떨어지거나 넘어져서 다치는 사고)으로 인한 골절이 입원과 수술로 이어지기도 하고, 그대로 누워서만 지내는 생활을 하게 되거나 치매에 걸리는 사람도 있다. 골다공증을 예방하고 뼈 건강을 신경 써야 한다.

중년기에서 노년기에 걸쳐 존재하는 관문들을 통과해야만 100세에 다가갈 수 있다. 중년기에 생활습관병과 암 문제를 뛰어넘고, 노년기에 뼈와 알츠하이머병 문제도 극복한 사람들은 그야말로 '엘리트 건강인'이다. 돌발 사고 같은 변수를 조심하고 지금까지 지내온 생활을 유지해 나가면 뇌도 몸도 건강한 120세로 향할 수 있다.

생활습관병은
뇌에 해로울까?

앞서 언급했듯 뇌는 인체의 사령탑이다. 그렇기 때문에 뇌의 지시로 질병이 생길 수도 있다. 예를 들어 무엇을 얼마만큼 먹을지, 운동을 할지 말지, 담배를 피울지 말지, 좋아하는 술을 마실지 말지, 좋아하지는 않지만 스트레스를 풀기 위해 마실지, 스트레스를 잘 받는지, 잘 받지 않는지, 스트레스 해소법이 있는지 없는지 등등 이 모든 행동을 뇌가 결정한다.

뇌에 의해 행동이 결정되고 이 행동으로 인해 생활습관병이라는 질병에 걸릴 수도 있다. 이제 뇌가 몸 건강에 영향을 미친다는 사실을 이해할 수 있을 것이다. 그렇다면 반대로 신체적인 문제가 뇌 기능에 영향을 미칠 수 있지 않을까? 정답은 '그렇다'이다.

고혈당증, 고혈압, 고지혈증, 비만도 뇌에 나쁘다

예를 들어 간이 나빠지면 간성뇌증에 걸리고, 신장이 나빠지면 요독증에 걸려서 의식 기능이 저하된다. 폐 기능이 떨어지면 저산소증으로 인해 뇌가 손상될 수 있다. 뇌는 매우 섬세한 기관이기 때문에 모든 장기로부터 안 좋은 영향을 받을 수도 있는 것이다. 더 흔한 예시로 고혈당증, 고혈압, 고지혈증, 비만 등도 뇌에 나쁜 영향을 준다.

당뇨병에 걸리는 과정은 다음과 같다. 혈당이 높은 상태가 지속되면, 몸을 보호하기 위해 많은 양의 인슐린이 분비되는데 다량의 인슐린을 분해하려면 인슐린 분해 효소가 작용해야 한다. 인슐린 분해 효소는 알츠하이머병의 원인물질인 아밀로이드-βamyloid-β도 분해하는 역할을 한다. 그런데 인슐린이 과잉 분비되는 빈도가 잦아지면 남은 인슐린을 분해하는 데 전력을 다하게 되어 뇌에 과다하게 남아있는 아밀로이드-β를 분해할 여력이 없다는 게 실험으로 밝혀졌다. 이 상태가 알츠하이머병을 일으키는 요인인지는 명확하게 밝혀지지 않았지만 나는 관련이 깊다고 생각한다.

고혈당증, 고혈압, 고지혈증, 비만은 대사증후군의 지표로 여겨진다. 이 질환들을 경계해야 하는 이유는 동맥경화로 이어지기 때문이다. 동맥경화가 악화되면 심장혈관이 막히는 심근경색과 뇌혈관이 막히는 뇌경색 같은 생명을 위협하는 질병으로 발전할 수 있다. 치명적인 병으로 발전하지 않더라도 대사증후군이 동맥경화로 이어져서 뇌에 공급되는 영양소가 줄어드는 사례도 실제로 존재한다.

혈관병과 알츠하이머병의 관계

동맥경화가 악화될수록 치매에 걸릴 확률도 높아진다. 50대의 젊은 나이에 알츠하이머병에 걸린 사람을 검사했을 때는 알츠하이머병 외의 질환이 없는 경우도 있다. 하지만 70대, 80대의 알츠하이머병 환자를 검사하면 대부분 알츠하이머병 외에 혈관 관련 질병도 발병한 상태다. 알츠하이머병과 혈관질환 중 어느 것이 먼저 발병하는지는 모르겠지만 나이가 들수록 두 질병의 관계가 깊어진다. 그렇기 때문에 대사증후군 검사를 가볍게 생각하면 안 된다. 40~50대 때부터 자신의 상태를 체크하고 최대한 개선하는 게 건강한 뇌를 유지하는 데 아주 중요한 일이다.

고령에 병을 발견하고 나서 생활습관을 바꿔보려고 노력해도 실제로 잘되지 않는 경우가 많다. 당뇨병 전 단계인 사람이 음식을 조심하라는 의사의 조언을 듣고서 머리로는 이해할 수 있어도 실제로 행동에 옮기는 건 솔직히 쉽지 않다. 비슷한 예시로 무릎이 아파서 병원에 갔더니 체중을 줄여야 편해질 거라는 의사의 말을 들었을 때, 과연 얼마나 많은 사람이 체중 감량에 성공할까?

생활습관은 매일매일 유지해야 한다. 습관을 바꾸는 건 아주 어려운 일이다. 그렇지만 아직 생각이 유연하고 적응할 능력이 있는 지금이라면 개선될 가능성이 크다.

수축기 혈압 200mmHg는
위험한 수치?

일반적으로 혈압이 200mmHg(수은주밀리미터) 정도로 높게 측정되면 놀랄 만하지만, 헬스장에서 격한 운동을 할 때는 수축기 혈압이 250mmHg를 넘기도 한다. '몸 전체에 산소와 영양소를 공급하려면 혈액을 순환시켜야 한다'는 신체의 요구에 따라 혈압이 높아진 상태이기 때문이다.

내가 말하고 싶은 건 혈압이 오를 때는 그만한 이유가 있다는 점이다. 동맥이 딱딱해져서 혈액 순환이 원활하지 않거나 나이가 들면서 동맥이 좁아지면 혈류량이 줄어든다. 그렇게 되면 신체의 어느 부위는 혈액이 부족해지는데, 그대로 두면 문제가 발생하므로 혈압을 높여서 필요한 만큼 혈류량을 늘리는 경우도 있다.

신체 내에서 특히 혈액이 필요한 부위는 뇌, 신장, 심장이다. 이 세 곳 중 한 군데라도 혈류가 부족하면 '혈액을 공급해야 해!'라는 신호가 켜지고 혈압이 오른다. 혈액을 원하는 뇌와 신장의 요구에 맞춰 신체가 자연스러운 반응을 보이고 있는데 혈압강하제를 사용해서 억지로 혈압을 내려버리면 뇌와 신장의 기능이 떨어질 수 있지 않을까?

간이 센 음식을 좋아하고, 외식이 잦고, 술안주로도 짠 음식을 즐겨 먹는 사람들은 "너무 짜게 먹어서 고혈압이 됐다"라고 많이 말한다. 하지만 나는 소금 과다 섭취가 고혈압을 일으킨다고 생각하지 않는다. 뇌에는 소금의 주성분인 나트륨 이온과 염화 이온이 필요하기 때문에 염분을 제한하면 오히려 뇌의 활동이 둔해질 가능성도 있다.

또 "화내고 흥분하면 혈압이 오른다"는 말도 있는데, 이 말에는 동의한다. 이 외에 '크게 화내면 혈관이 찢어진다'는 건 비유적인 표현으로, 정말 혈관이 찢어지지는 않지만 뇌가 흥분하는 건 확실하다. 만약 화를 냈거나 흥분한 상태에서 혈압이 오른 경우에는 원인이 명확하기 때문에 진정제를 사용해서 대처한다.

혈압이 높을 때 필요한 조치는 혈압이 오른 이유를 생각하고 그 원인을 없애는 것이다. 몸 어딘가의 혈류가 부족해서 혈압이 오를 가능성을 생각지 않고 '혈압이 높다=약으로 내린 다'라는 식의 조치는 너무 성급하다.

　마찬가지로 의사가 고혈압이라고 진단했어도, 집에서 혈압을 다시 재보지도 않고 약을 먹는 건 다시 한번 생각해볼 문제다. 혈압강하제는 기계적으로 혈압을 내려주는 약물이다. 어쩌다 혈압이 낮을 때 복용하면 혈압이 너무 낮아질 수도 있다. 혈압강하제를 복용할 때는 혈압을 측정해 본 뒤 복용을 해야 안전하다.

콜레스테롤이 높을 때,
약이 답일까?

의사가 콜레스테롤을 낮추는 약을 권고해서 계속 먹는 사람도 많을 것이다. 의사는 환자의 혈액검사 결과를 보고 콜레스테롤 수치를 낮춰야 한다고 주장할 테지만, 혈압과 마찬가지로 신체가 콜레스테롤 수치를 높이는 데는 어떤 이유가 있을 것이다. 콜레스테롤 수치가 높은 이유를 찾아보지도 않고, '수치가 높으면 약으로 낮춰서 정상 수치로 되돌리면 다 해결된다'는 사고방식을 당연하게 받아들이는 건 좋지 않다.

기억에 남는 일화를 하나 소개하고자 한다. 40대 여성이 건강검진에서 혈액검사를 받았는데 콜레스테롤 수치가 기준치를 훨씬 넘은 상태였다. 의사는 약을 권유했지만 여성은 콜레스테롤을 낮추는 약이 몸의 다른 곳에 어떤 부작용을 일

으킬지 몰라 불안해서 "약은 먹고 싶지 않아요"라고 말했다고
한다.

그러자 의사가 《진료 가이드라인》이라는 책을 꺼내 펼치더
니, "여기에 (이 수치에 도달하면 약을 복용한다고) 적혀있습니
다. 지금 나이에 뇌경색이라도 발생하면 큰일이에요. 이럴 거
면 건강 진단을 왜 받으신 거예요?"라고 한 소리 했다고 한다.
《진료 가이드라인》은 의사를 위한 책으로 그 분야의 전문의들
이 최신 정보와 진단 기준 등을 정리한 것이다. 말하자면 의대
를 졸업한 뒤에 읽는 교과서 같은 책이다. 진료 과목마다, 그
리고 질환마다 정리된 가이드라인이 있고 다양한 학회에서 진
료 지침을 알리기 위해 발행하고 있다. 의사도 상당히 감정적
이었고 그 여성도 의사만큼이나 화가 나서 집에 돌아갔다.

콜레스테롤은 뇌에 아주 중요한 성분

다시 본론으로 돌아오자. 그 의사가 여성 환자에게 문제가
생겼을 때 "전 분명 약을 권했습니다"라며 책임을 피하려고
그렇게 말한 건지, 학회에서 정한 정상 수치를 믿고 환자를 위
하는 마음에서 말한 건지는 알 수 없다. 하지만 내가 이 일화

에서 문제로 생각하는 건 '콜레스테롤이 높게 측정됐을 때 약으로 낮추면 그만인 건가?' 하는 부분이다.

콜레스테롤은 뇌에 아주 중요한 성분이고 몸에도 필요한 성분이다. 콜레스테롤은 37조 개, 혹은 60조 개라고도 알려진 인간의 모든 세포에 들어있는 세포막의 재료다. 특히 뇌는 세포마다 세포막이 있을 뿐만 아니라 세포막이 길게 뻗어있는 신경섬유를 보호하고 있다. 뇌에 있는 막은 콜레스테롤이 주재료여서 콜레스테롤이 부족하면 뇌에 좋지 않다.

그렇다면 콜레스테롤이 늘어나는 원인은 뭘까? 콜레스테롤을 대량으로 소비하는 뇌가 콜레스테롤이 부족한 상황이거나, 혈액 안에 콜레스테롤이 많은데도 뇌가 잘 받지 못하고 있는 상황일 수도 있다. 아니면 혈관 내벽에 문제가 생겨서 혈액이 뇌에 충분하게 공급되지 않는 상황 등 여러 가능성을 생각해 볼 수 있다.

무슨 이유건 간에 뇌의 콜레스테롤이 부족해진 이 상황을 해결하려고 일시적으로 콜레스테롤 수치가 높아진 상태라면 콜레스테롤을 내리는 약을 복용해서는 안 된다. 약 때문에 혈중 콜레스테롤 수치가 낮아지면 뇌의 콜레스테롤 부족은 해결되지 않기 때문이다.

콜레스테롤에 얽힌 오해

'콜레스테롤이 높다'고 표현할 때는 거의 LDL이 높은 경우다. 건강검진 결과를 보면 알겠지만 콜레스테롤 수치 항목은 두 종류 있다. 일반적으로 LDL은 나쁜 콜레스테롤, HDL은 좋은 콜레스테롤로 여겨지는데, 이것은 오해다.

콜레스테롤은 지질의 일종이다. 섭취한 음식에서 만들어지기도 하고 체내에서 합성되기도 한다. 그리고 세포막의 재료이면서 호르몬과 담즙산의 재료이기도 하다. 여기까지는 사실이다.

하지만 사람들이 많이 오해하는 건 'LDL 콜레스테롤'과 'HDL 콜레스테롤'이다. 정확히는 LDL과 HDL이고 LDL 콜레스테롤, HDL 콜레스테롤이라고 부르는 건 잘못됐다. LDL은 low density lipoprotein의 약칭으로 '저밀도 리포 단백질'이라는 말이다. HDL은 high density lipoprotein의 약칭으로 '고밀도 리포 단백질'이라는 말이다. 이 두 가지의 차이점은 표면에 붙어있는 단백질의 종류다.

뇌는 콜레스테롤이 얼마나 필요할까?

나는 LDL은 나쁘고 HDL은 좋다는 인식이 낯설다. 두 종류 다 제각기 역할이 있고 두 가지 다 뇌에 필요하기 때문이다. LDL과 HDL의 필요량은 몸에서 콜레스테롤을 가장 많이 필요로 하는 뇌에 충분히 전달되고 있는지에 좌우된다. 기준치나 정상 수치라는 건 어디까지나 보편적인 기준에 따른 것이다. 실제로 각자의 뇌는 저마다 콜레스테롤이 얼마나 필요한지도 다르고, 뇌가 혈액에서 충분한 양의 콜레스테롤을 받고 있는지에 따라서도 그 적정 수치가 다를 수 있다.

LDL을 약으로 낮추라고 권유하는 이유는 아마도 LDL과 HDL의 상호작용 때문일 것이다. 콜레스테롤은 지질이라서 물에 녹지 않는다. LDL과 HDL은 리포 단백질과 인지질이라는 물질에 쌓여있는 상태로 혈류를 타고 온몸에 운반된다. 이때 LDL은 간에서 만들어진 콜레스테롤을 전신에 운반하고, HDL은 전신에 남아있는 콜레스테롤을 회수해서 간으로 돌려보낸다. 이런 작용을 보고 많은 의사가 '전신에 콜레스테롤을 운반하는 LDL이 많고 남은 것을 회수하는 HDL이 적으면 회수하지 못한 LDL이 혈관에 악영향을 미친다'는 이론에 동의하는 것이다.

콜레스테롤을 낮추는 약 중 대표적인 것은 '스타틴계statin系 약물'로 체내에서 콜레스테롤을 만들지 않도록 하는 합성억제 제다. 그런데 내가 일본어 번역을 맡은 미카사쇼보의 《'매일 먹는 빵'이 당신을 죽인다「いつものパン」があなたを殺す》*의 저자인 신경과 전문의이자 미국영양학회의 전문의인 데이비드 필머터David Perlmutter는 콜레스테롤을 낮추는 약을 만든 제약회사에서 LDL이 나쁜 물질이라고 날조했다면서 "스타틴계 약물은 20세기 후반과 21세기의 가장 큰 의료 사기다"라고 말했다. LDL 수치가 조금 높더라도 두려워할 필요는 없다.

HDL이 높으면 장수하기 유리하다

여기까지 읽고 '그럼 건강검진으로 콜레스테롤 수치를 측정해도 의미가 없구나'라고 생각할지 모른다. 하지만 관점을 바꾸면 건강검진으로 건강과 관련된 정보를 얻을 수 있다. 영국의 에든버러 대학교 연구팀은 노화 유전자 분석과 혈액 내

---

*   원서명은 《Grain Brain》이다. 한국에서는 2023년에 《그레인 브레인》으로 번역·출간됐다. (옮긴이)

노화 생체지표 분석을 결합해서 장수와 관련 있는 유전자를 두 가지 발견했다.

그중 하나는 HDL 수치다. 연구팀은 "HDL이 높으면 건강하게 장수하는 경향이 있다"는 결론을 냈다. 나머지 하나는 VCAM-1으로 혈관세포와 관련된 유전자다. 이 연구에서 밝혀진 사실은 HDL이 건강장수와 깊게 관련돼 있고 HDL이 높으면 장수하기가 아주 유리하다는 점이다.

유전적으로 HDL이 높은 사람은 축복받은 사람이다. 운동으로 중성지방을 줄이면 HDL이 높아진다. HDL 수치를 위해 다음 건강검진까지 꾸준히 운동하는 것을 추천한다. 반대로 담배를 피우면 HDL은 줄어든다. 금연하면 HDL이 증가할 가능성이 있다고 하니 애연가는 금연을 하고 확인해볼 수도 있겠다.

칼슘을 맹신하면
동맥경화가 온다

    동맥경화는 생명을 위협하는 질병을 유발할 수 있으므로 '장수하는 뇌'의 강력한 적이다. 흔히 LDL이 너무 많으면 잔여 LDL이 혈관 안쪽에 쌓이는데, 이렇게 혈관이 좁아지다 보면 동맥경화에 걸린다고들 한다. 분명 맞는 말이지만 동맥경화의 원인은 이뿐만이 아니다. 혈관이 딱딱해져서 동맥경화로 발전하는 경우도 있다. 이때 문제는 칼슘이다.

    뼈 건강을 위해서 일부러 칼슘 섭취에 신경 쓰는 사람이 많다. 잘 알려진 대로 칼슘은 뼈와 치아의 재료가 맞지만 칼슘만 섭취한다고 뼈가 튼튼해지는 건 아니다. 왜냐하면 섭취한 칼슘을 몸이 흡수하려면 비타민 D의 도움이 필요하고 섭취한 칼슘으로 뼈를 만들 때에도 비타민 D와 비타민 K가 필요하기 때문이다. 재료 섭취 → 체내 흡수 → 뼈 형성이라는 세 단계를 거쳐야만 칼슘이 뼈를 튼튼하게 만드는 역할을 수행한다.

갈 곳 잃은 칼슘이 동맥을 딱딱하게 만든다

만약 칼슘이 이 단계를 거치지 못하면 어디로 갈까? 안타깝게도 갈 곳을 잃은 칼슘은 혈액 속을 떠돌다가 혈관의 근육과 섬유질에 달라붙어 동맥을 딱딱하게 만든다. 이제 칼슘의 부작용을 이해했을 것이다. 칼슘만 대량으로 섭취하는 건 위험하므로 비타민 D와 비타민 K도 함께 섭취하는 것을 꼭 기억해두자.

반대로 칼슘이 부족한 경우에도 동맥에 칼슘이 달라붙을 수 있다. 칼슘은 뼈의 재료가 될 뿐만 아니라 혈액 속에 존재하면서 짜증을 가라앉히고 근육을 움직이게 하는 등 다양한 기능을 한다. 혈액 속에는 체내 칼슘 중 1% 정도의 칼슘이 필요하다. 그런데 칼슘 섭취량이 너무 적어서 혈액 속 칼슘이 부족해지면 뼈를 녹여서 칼슘으로 분해한 다음 혈액에 보충한다. 이 작용이 가끔은 괜찮지만 자주 일어나면 혈액에 칼슘이 과잉되어 동맥경화를 유발하는 요인이 될 수 있다.

알츠하이머병은
뇌의 당뇨병이다?

혈압과 콜레스테롤만큼이나 수치가 신경 쓰이는 건 혈당이 아닐까? 혈당이 높은 상태가 계속되면 당뇨병에 걸린다. 2형 당뇨병은 췌장에서 분비되는 인슐린insulin이라는 호르몬의 기능이 떨어져서 혈중의 당(포도당)이 증가하는 질환이다. 2형 당뇨병은 식생활, 운동 부족, 비만, 스트레스 등이 원인이다. 심해지면 몸 곳곳에 여러 가지 이상 증상이 일어나기 때문에 '장수하는 뇌'로 향하는 데 큰 걸림돌이 된다.

더군다나 당뇨병은 몸뿐만 아니라 뇌에도 문제를 일으킨다. 당뇨병에 걸린 사람이 치매에 걸릴 확률은 걸리지 않은 사람의 2배라고 한다. 이것은 집단 내에서 질병이 발생하는 확률을 통해 알 수 있는 역학적 이야기로 분명한 사실이다. 당뇨병은 혈액 내 포도당이 증가하는 병인데, 뇌의 신경세포 에너지는 포도당을 양분으로 삼고 있다.

그런데 포도당을 전혀 섭취하지 않아도 뇌에는 포도당이 운반된다. 신기한 일이다. 우리 몸에는 아미노산amino acid(단백질) 등을 원료로 간과 신장에서 당을 만들어 내는 당신생이라는 시스템이 있다. 몸이 당신생 시스템을 가지고 있는 이유는 아직 밝혀지지 않았지만 뇌에 포도당이 꼭 필요하다는 것은 확실하다.

당뇨병 환자가 모두 알츠하이머병에 걸리지는 않는다. 하지만 알츠하이머병에 걸리면 뇌에서 당을 제대로 사용하지 못한다. 뇌에서는 포도당을 반드시 사용해야 하는데 당뇨병에 걸리면 뇌가 제대로 기능하지 못하는 상황이 생긴다.

'코코넛 오일을 먹으면 인지 능력이 향상된다'는 실험 결과를 바탕으로 뇌에서 에너지가 어떻게 쓰이는지 더 연구한 결과, '당을 제대로 사용하지 못하는 뇌＝알츠하이머병'이라는 결론이 나왔다. 연구가 더 심도 있게 진행되면서 당을 제대로 사용하지 못하는 것이 당뇨병인 게 아니라 '알츠하이머병은 뇌의 당뇨병이다'라고 생각하는 연구자들이 생겼다.

몇 년 전 알츠하이머병 관련 학회에서 가장 화제가 됐던 건 알츠하이머병 환자의 비강에 인슐린을 분사한 실험 결과였다. 비강을 통해 후각 신경에 인슐린이 흡수되도록 하면 뇌에 직접 인슐린을 전달할 수 있다. 실험 결과가 발표되기 전에는 '결과가 나와야 믿지'라며 신뢰하지 않는 분위기였는데, 놀랍게도 이 실험 대상이었던 환자의 인지 기능이 좋아졌다고 한다.

이 실험 결과가 발표되기 전까지는 '알츠하이머병은 뇌의 당뇨병이다'라는 주장에 회의적인 연구자가 많았다. 학회장에서도 그런 주장을 무시하고 불신하는 분위기가 팽배했다. 그런데 놀라운 실험 결과가 전달되자마자 연구자들이 아무 말을 못 했을 정도로 깜짝 놀랐다고 한다.

매우 참신한 연구였고, 현재 추가 실험이 진행되고 있다. 치매를 점비약으로 치료하는 시대가 올까? 점비약을 이용한 치료법이 개발되면 더는 치매를 두려워하지 않는 날이 올지도 모른다.

'제2의 뇌', 장이란?

인체에서 뇌와 가장 밀접한 관계를 맺고 있는 기관은 장이다. 장은 '제2의 뇌'라는 말을 들어본 적 없는가? 최근에는 중요한 기관인 뇌와 장이 서로 영향을 주고받는다는 의미의 '뇌-장 상관관계brain-gut interaction'나 '장-뇌 상관관계gut-brain interaction'라는 단어도 생겨났다.

이 부분에 대해서는 다양한 해석이 있는데, 쉬운 예시로 세로토닌serotonin 이야기를 해보려고 한다. 세로토닌은 뇌 속에 있는 신경전달물질로 '행복 호르몬'이라는 별명이 있다. 엄밀히 말하자면 세로토닌은 호르몬이 아니라 뇌내 물질이지만 말이다. 아무튼 세로토닌은 감정에 관여하는 대표적인 신경전달물질로 정서 안정을 돕고 자율신경을 조절하는 역할을 한다. 그리고 잠잘 때 필요한 수면 호르몬인 멜라토닌melatonin의 재료가 되기도 한다.

그런데 이 뇌내 물질인 세로토닌이 장에서도 분비된다는 사실이 보고됐다. 전자현미경으로 장에서 세로토닌을 분비하는 세포를 관찰했는데 분명히 신경세포였다는 것이다. 우리 몸에서는 뇌가 아닌 곳에서도 뇌내 물질을 만들고 있었다. 주로 뇌와 척수에 있는 신경세포가 사실 장에도 존재하고 뇌내 물질인 세로토닌을 분비하고 있다.

더욱 놀라운 건 세로토닌의 분비량을 비교해보니 뇌에서 분비되는 양은 아주 적고 장에서 분비되는 양이 압도적으로 많았다는 점이다. 뇌의 분비량을 능가하는 수준이 아니라 무려 뇌의 수십 배에 달하는 세로토닌이 장에서 분비된다.

장의 세로토닌 외에도 췌장에서 인슐린을 분비하는 베타세포도 신경계 세포와 동일한 유전자 발현을 가지고 있는 것으로 밝혀졌다. 뇌가 아닌 곳에서 독자적으로 신경전달물질이 만들어지는 것이다.

뇌와 장은 원래 붙어있었다

생물의 발생과 진화 과정으로 봐도 뇌와 장의 관계는 아주 흥미롭다. 아주 작은 지렁이를 떠올리게 하는 길고 가느다란 모양새의 원시적인 구조를 지닌 선충線蟲이라는 벌레가 있다. 나도 연구에 사용한 적이 있다. 일본에는 이 선충을 이용한 소변 검사를 통해 암 진단이 가능한 가정용 검사 키트가 있는데, 아마 소식을 접한 사람이 있을지도 모르겠다.

선충은 한 마리당 세포가 약 1,000개밖에 없다. 그중 127개가 뇌와 신경세포이며 그 외는 소화기관, 생식기관, 피부, 근육을 구성한다. 사람은 진화 과정에서 뼈 구조가 굉장히 복잡하게 변화하면서 신장, 간, 폐, 췌장 등 많은 장기가 생겼지만 선충으로 진화를 거슬러 올라가면 신경, 소화기관, 생식기관밖에 없다. 자손을 남기기 위해 필요한 최소한의 장기만 있었는지도 모른다.

선충은 원래 머리 쪽에 신경망이 형성돼 있고, 그 옆에 장들이 늘어서 있다. 그것들이 덩어리가 된 것이 뇌다. 따라서 뇌와 장은 정말 연결돼 있는 것이다. 선충을 기준으로 생각하면 인간의 몸은 거대화하면서 새로운 장기들을 만들기 위해서 변했다. 선충일 때는 뇌와 장이 연결돼 있다가 인간으로 진화하면서 머리와 배에 위치하면서 50cm, 60cm나 떨어지게 된 것이다.

이런 진화 과정을 모른 채 뇌와 장을 별개의 장기로 알고 있다가 뇌에 있어야 하는 신경세포가 장에도 존재한다는 사실을 접하면 "도대체 왜?" 하는 놀라움과 의문이 생긴다. 비록 인체의 뇌와 장이 멀리 떨어져 있더라도 원래 뇌와 장은 한 몸이었다. 극단적으로 표현하면 장은 뇌 그 자체이므로 장을 관리하는 게 뇌를 관리하는 것과 마찬가지다.

인간의 몸은 뇌와 장 사이에 물리적인 거리가 있기 때문에, 미주 신경이라는 것이 뇌와 장을 연결하고 있다. 미주 신경은 내장의 대부분에 분포하고 있으며 우리 신체의 여러 부분과 상호작용하는 혼합 신경이다. 긴장하면 장의 움직임이 멈춰서 설사하고 스트레스를 받으면 변비가 심해지는 건 바로 이 때문이다.

장에서 대량 분비되는 세로토닌

장이 뇌라고 할 수 있는 이유 중 하나는 장에서 다량으로 분비되는 세로토닌이 장운동을 조절하기 때문이다. 즉 장은 뇌를 통하지 않고 자체적으로 세로토닌을 분비하고 그 분비된 세로토닌으로 장을 움직인다. 그리고 현재 면역세포의 대부분이 장에 있다는 사실도 널리 알려져 있다. 입-위-장으로 이어지는 소화기관은 몸 안에 있지만, 소화기관의 안쪽을 통과하는 건 외부의 균으로 뒤덮인 물질이다. 이 사실을 생각하면 장에 면역세포가 많은 건 당연한 일이다.

장 건강을 위해서는 최근 증가하는 과민대장증후군과 장누수증후군을 조심해야 한다. 과민대장증후군을 간단히 설명하면 설사, 변비 등이 몇 개월 이상 지속되는 질환이다. 스트레스 등의 이유로 장의 수축 운동이 격렬해지면 통증을 잘 느끼는 민감한 상태가 된다.

장누수증후군은 외부와 체내의 경계인 장벽이 장벽 기능을 상실해서 본래 장을 통과해 배출돼야 하는 유해 물질과 소화되지 않은 음식물이 체내로 흡수되어 전신에 이상이 생기는 상태다. 이로 인해 배탈은 물론 두통, 불면증, 정서불안, 건망증, ADHD 같은 뇌 질환, 피부 트러블, 자가면역질환, 알레르기, 만성피로, 부종 등 다양한 질환을 유발할 가능성이 있다. 장누수증후군을 일으키는 원인은 식습관, 질병, 약물 치료 등 여러 가지가 있다.

쾌변이 최고!

뇌와 신체에 미치는 악영향을 피하기 위해 가장 먼저 해야 할 일은 장내 환경을 개선하는 것이다. 장내 환경이 좋아지면 변비와 설사에 시달리지 않게 된다.

배변 활동은 인체가 갖춘 해독 작용의 대부분을 차지하기 때문에 변비가 지속되면 유해 물질이 포함된 변이 대장에 오래 머무르게 된다. 그 결과 유해 물질이 장벽을 통해 다시 흡수될 수 있다. 반대로 설사가 계속되면 섭취한 음식의 영양분을 제대로 흡수할 새도 없이 배설하게 되면서, 장내 유익균도 제 역할을 못한 채 배출될 수 있다.

쾌변을 위해서는 평소 식이섬유를 충분히 섭취하고 발효식품을 챙겨 먹는 게 좋다. 장내 환경이 좋아지면 다양한 균들이 장내에서 제대로 활동하기 시작한다.

치주질환균의 침투력

　치주질환을 잇몸에서 피가 나는 정도로 가볍게 생각하는 사람도 있을 텐데, 혹시 그렇게 생각하고 있었다면 이 책을 읽고 난 다음부터 생각이 바뀔 것이다. 요즘은 치주질환균이 온몸에 악영향을 끼친다는 사실이 의학 상식이 됐다. 당뇨병 발생이 가장 관계가 깊고, 그 외에도 심장질환, 만성신장질환, 골다공증, 호흡기질환, 류머티즘 관절염, 암, 조산, 저체중아 출산 등 넓은 범위의 질환에 영향을 미친다.

　치주질환이 뇌 건강과 직결된다는 사실을 보여주는 충격적인 사례는 치주질환균의 일종인 진지발리스균이 뇌에서 발견된 일이다. 뇌가 혈액에서 영양분을 공급받는 건 다른 장기와 똑같지만, 뇌는 인체의 사령탑인 만큼 병원균이나 유해 물질의 침입을 막기 위한 혈액뇌관문이라는 시스템이 존재한다. 쉽게 말해 뇌를 외부의 적으로부터 보호하는 관문 같은 역할을 하는 것이다. 이 혈액뇌관문을 뚫고 치주질환균이 뇌로 들어갔다는 건 철옹성이라고 믿어온 관문이 무적이 아니었음을 뜻한다.

혈액뇌관문을 통과하는 물질이 다 밝혀지지는 않았지만 이미 알려진 것들에 대해서는 적절히 대처해야 한다. 진지발리스균은 치주질환 원인균의 일종이기 때문에 치주질환을 예방하거나 치료하면 뇌에 나쁜 영향을 미칠 확률을 줄일 수 있다. 치주질환과 전신질환 사이의 관계를 생각하면 치주질환을 경계하는 건 매우 중요한 일이다.

최근에는 신종 코로나바이러스 후유증이 문제가 되고 있다. 아직 뚜렷한 증거는 없고 나의 추론일 뿐이지만 미각 장애, 후각 장애, 머리가 멍해지는 등의 증상이 나타나는 건 바이러스가 뇌에 침투해 염증을 일으키기 때문이 아닐까 생각한다. 어쩌면 신경 재생 치료가 효과 있을지도 모르겠다.

잘 씹어서 침을 충분히 분비하자

입은 외부의 음식과 공기 등을 받아들이는 입구인 만큼 상재균이 많고 병원균이나 바이러스 등의 침입 경로가 되기도 한다. 건강한 구내 환경을 유지하는 데에는 침이 중요한 역할을 한다. 침은 입안을 촉촉하게 할 뿐만 아니라 음식물을 분해해서 소화를 돕고, 맛을 느끼도록 돕고, 세균 증식을 억제하고, 음식물에 포함된 발암물질이 만들어 내는 활성산소를 분해하는 역할도 한다.

노화나 약물의 부작용 때문에 침이 부족해져서 입이 건조해질 수도 있다. 그렇게 되면 구내 환경이 나빠진다. 이런 상황을 예방하기 위해서는 음식을 잘 씹어서 침이 충분히 분비되도록 하는 게 도움이 된다. 씹는 행위는 뇌에 자극을 줘서 침을 분비하게 한다. 식사 시간 외에 입이 건조해지면 물을 마시는 것보다 껌이나 오징어를 씹는 걸 추천한다.

아직 많이 알려져 있지는 않지만 루테리균을 섭취하는 것도 효과가 있다. 루테리균은 사람의 모유에서 유래한 유산균으로 1990년대부터 스웨덴의 카롤린스카 연구소에서 주목한 균이다. 2만 명에 가까운 피험자를 대상으로 진행한 연구와 그 성과를 바탕으로 현재 100개국 이상에서 활용되고 있다.

루테리균은 입 안에 루테린reuterin이라는 항균물질을 만들어서 잇몸에 염증과 충치균이 증식하는 걸 억제한다. 그리고 비피두스균(비피더스균) 등과 공존해 장까지 이어지는 소화기관의 세균 집합체인 세균 플로라를 이상적인 환경으로 만들어준다. 루테리균이 포함된 영양제는 시중에서 구매할 수 있다. 효능을 충분히 시험해볼 만하다.

입은 위와 장을 거쳐 항문까지 이어지는 소화기관의 입구다. 따라서 구내 환경을 다스리면 소화기관 전체를 잘 다스리는 것과 마찬가지다. 평소 배 상태가 좋지 않거나 이미 과민대장증후군이나 장누수증후군에 시달리고 있다면 장뿐만 아니라 입 속 상태도 신경 써보자. 어쩌면 장 트러블이 해결될지도 모른다.

충전재와 임플란트에도 주의를

또 한 가지, 치과에서 치료받을 때 쓰인 금속 재료에 대해서도 경각심을 가졌으면 한다. 일본에서는 1980년대까지 치과 치료에 흔하게 사용되던 아말감amalgam*이라는 합금은 인체에 해로운 수은이 50% 정도 함유돼 있다. 수은은 독성이 매우 강해 일부 국가에서는 사용을 금지하고 있다.

일본에 아말감의 위험성이 알려지기는 했지만, 사용이 금지되지는 않았기 때문에 현재도 사용하는 치과가 있을 것이다. 금속 재료를 씌우거나 채우는 치료를 받을 때는 어떤 재료를 사용하는지 치과 의사에게 확인해야 한다. 이미 아말감으로 치료받은 상황이라면 유해 금속을 잘 아는 의사와 상담하자. 아말감은 제거할 때도 주의할 점이 있으므로 신중하게 대처하는 게 좋다.

치과에서 치료 목적으로 사용한 금속 재료가 알레르기를 일으켜 전신에 여러 이상 증상을 일으킬 수도 있다. 보철물이나 충전물, 그리고 턱뼈에 금속 나사를 심는 임플란트 치료에 금속이 사용되기도 한다. 임플란트는 수술 중에도 위생 관리가 필수다. 또 수술 후에 위생적으로 관리하지 않으면 치주질환이 발생하기 쉽다.

＊　한국에서는 2010년대까지 흔하게 사용된 재료이다. 한국에서는 아말감의 위험성을 우려해 사용하지 않으려는 치과 의사와 아말감에 보험을 적용하며 사용을 적극 권하는 정부 사이에 의견 차이가 있다. (옮긴이)

60대부터는 우울증과
치매를 구별하기 어렵다

우울증은 뇌 기능에 이상이 생긴 질병이므로 뇌에 미치는 영향이 매우 크다. 다만 50대까지의 우울증과 60세 이후의 우울증에는 차이가 있다. 50대까지는 자연스레 낫기도 하고 몇 달 정도 치료받으면 상태가 호전되는 사례가 많다. 하지만 60세가 넘어서 우울증에 걸리면 몇 년이 지나도 회복할 기미가 잘 보이지 않는다. 물론 우울증만 걸린 상태라면 기간이 더 길어질 뿐 반드시 치료할 수 있다.

우울증만 걸린 상태라고 조건을 붙인 이유는 60대 이후에는 우울증과 치매를 구별하기 어렵기 때문이다. 호르몬 부족 문제로 인지 기능이 저하되는 경우도 있고, 우울증과 치매가 함께 걸리는 케이스도 있다. 60대 이전의 나이에 가벼운 우울증에 걸린 경우라면 일반인을 위한 우울증 관련 서적을 읽는 등의 노력으로 증상이 호전되기도 한다. 하지만 60대 이후에 우울증을 혼자 힘으로 개선하려고 하는 건 추천하지 않는다.

내가 운영하는 클리닉에는 환자들이 치매를 의심하고 방문하는 경우가 많은데, 그중에는 우울증이 의심되는 사람도 더러 있다. 우울증, 양극성 장애, 알츠하이머병은 뇌파가 확연히 달라서 뇌파 검사를 통해 진단할 수 있다. 뇌파검사를 할 수 없을 때는 인지 기능 저하 때문인지 우울증 증상인지 명확히 알아낼 수 없다.

이럴 때는 여러 가능성을 염두에 두고 상황에 맞춰 치료를 시도하는 것이 일반적이다. 남성호르몬과 여성호르몬 수치를 검사해서 수치가 낮다면 갱년기 장애일지도 모르므로 주사를 통해 호르몬을 보충하고, 수치가 정상 범위라면 우울증일지도 모르니 항우울제를 처방하는 식의 치료법이다.

가능한 치료부터 시작해서 불편한 증상 없애기

알츠하이머병이나 치매는 단번에 치료할 수 있는 약이 없다. 주사나 약으로 나을 가능성이 있다면 그것을 먼저 시도하는 게 환자 본인에게 편할 것이다. 특히 현재 남성호르몬·여성호르몬 치료는 부작용을 크게 걱정하지 않아도 될 정도로 발전했다. 여전히 많은 환자가 호르몬 치료에 과도한 거부반응을 보이지만, 불편한 증상을 없애는 걸 우선순위로 생각해보면 어떨까?

뇌에는 암을 퇴치하는 기능이 없다

일본인 2명 중 1명이 암에 걸리고 3명 중 1명이 암으로 사망한다.* 이렇게 목숨에 치명적인 암은 '장수 뇌'의 큰 걸림돌이다. 뇌는 많은 기능을 가지고 있는 듯 보이지만 암을 퇴치하는 기능은 없다.

암은 세포 내 DNA의 복제 오류로 인해 발생한다. 새로운 세포가 만들어질 때 원래대로라면 그 자리에 있던 세포에 새겨져 있던 것과 똑같은 정보가 그대로 복제돼야 하는데, 문제가 생겨서 잘못된 정보가 복사되면 돌연변이가 발생한다.

---

*　한국의 경우에는 3명 중 1명이 암에 걸리고 4명 중 1명이 암으로 사망한다. (옮긴이)
　　출처: 통계청, 〈2021년 사망원인통계〉, 2022.

이 복제 오류가 일어나는 곳은 뇌신경 유래 세포가 아니라 분열을 반복하는 점막 상피에 있는 세포다. 대장암의 경우는 대장 점막 상피라는 곳에서 DNA 복제 오류가 일어나고 췌장암, 폐암, 위암도 마찬가지다.

세포분열이 제대로 이루어지는지 감시하는 건 뇌의 역할이 아니다. 암세포는 건강한 사람의 몸에서도 매일 3,000개 정도씩 만들어진다. 암세포가 생기는 족족 면역세포가 잡아먹으면 암세포가 무한히 증식하지 못하므로 덩어리 정도로 커질 일도, 암으로 발전하는 일도 생기지 않는다. 암을 퇴치하는 건 적을 스스로 찾아내서 퇴치하는 면역세포. 신종 코로나바이러스 사태를 계기로 면역력을 중요하게 여기기 시작한 사람도 많을 것이다. 평소 면역력을 유지하기 위한 노력이 여러모로 중요하다.

스트레스는 면역 네트워크에 해를 끼친다

온몸을 빈틈없이 보호하던 면역 네트워크에 구멍이 뚫리면 암세포에게 아주 유리한 상황이 된다. 예를 들어 자녀나 배우자의 죽음, 화재에 의한 전 재산 손실 등 매우 충격적인 일을 겪고 극심한 스트레스를 받으면 면역 네트워크에 큰 구멍이 생기고 만다. 이런 상태에서는 평소라면 처리할 수 있는 암세포를 처리하지 못해서 덩어리가 생기고 그 덩어리가 5년, 10년에 걸쳐 계속 커진다.

사람은 스트레스를 받으면 신장 위에 있는 내분비샘인 부신에서 코르티솔cortisol이라는 호르몬을 분비한다. 적정량의 코르티솔은 간에서 당신생, 단백질·지방 대사, 면역 억제, 염증 억제 등의 작용을 한다. 하지만 심한 스트레스를 계속 받으면 코르티솔이 과다 분비되면서 우울증, 불면증, 스트레스성 질환을 유발한다.

충격적인 일을 겪으면 코르티솔이 과도하게 분비되는 상태가 된다. 코르티솔은 면역세포, 그중에서도 특히 T세포를 사멸시키는 것으로 알려져 있다. 또한 뇌에서 기억을 관장하는 해마세포도 코르티솔의 공격에 취약하다. 암 진단을 받은 사람이 5년, 10년 전을 돌이켜본다면 극심한 스트레스를 받은 경험이 분명히 있었을 것이다.

전립선암 호르몬 치료 부작용

뇌가 암을 퇴치할 수 없듯이 암이 뇌에 직접적으로 악영향을 미치는 일도 거의 없다. 뇌에 영향을 미치는 건 항암제, 치료받는 동안의 식단 등이다.

내가 전립선암 환자를 진료하던 중에 부작용으로 뇌에 큰 문제가 발생한 적이 있었다. 전립선암의 주요 치료법 중 하나는 호르몬 치료다. 남성호르몬을 억제하거나 여성호르몬을 증가시켜서 암이 퍼지는 걸 억누를 수 있기 때문이다. 하지만 이 치료에는 부작용이 있다. 남성에게 여성호르몬을 투여하면 치매에 걸릴 확률이 높아진다는 점이다.

암 치료를 당연히 선택해야 하지만 호르몬 치료는 치매에 걸리기 쉬운 치료법이라는 사실도 알고 있어야 한다. 전립선암으로 판명되면 환자의 QOL quality of life(삶의 질)을 진지하게 고민하는 의사와 상의하면서 치료를 진행하는 게 좋다.

120세 인생,
누군가의 도움 없이 살고 싶다면

'장수하는 뇌'를 꿈꾸는 사람이라면 노화와 스트레스가 가장 큰 장애물이다. 우리는 살아있는 동안 계속 숨을 쉬고 체내에 산소를 공급한다. 들이마신 산소 일부는 활성산소로 변해서 유해 물질을 제거한다. 그런데 활성산소가 육체적·정신적 스트레스, 격렬한 운동, 자외선, 대기오염, 흡연 등으로 과도하게 증가하면 몸에 나쁜 영향을 미친다. 이것이 바로 신체의 산화다. 우리 몸에는 활성산소로부터 몸을 보호하는 '항산화'라는 기능이 있지만 항산화 능력은 나이가 들면서 저하된다.

피부세포와 장기세포 등 우리 몸 안의 모든 세포는 산화되는데, 그중에서도 가장 산화에 취약한 세포는 뇌에서 도파민

을 생성하는 세포, 근육세포, 면역계 세포다. 뇌에서 도파민을
생성하는 세포는 도파민을 만들 때 스스로 활성산소를 만들어
낸다. 그리고 활성산소 때문에 죽는 건 뇌에서 도파민뿐이다.

왜 이런 시스템으로 움직이는지 아직 밝혀지지 않았지만,
도파민을 만드는 세포가 산화에 약하다는 사실만은 확실하다.
도파민은 쾌감, 행복감, 의욕, 운동 조절 등에 관여하는 신경
전달물질이다. 도파민을 만드는 세포는 나이가 들면 누구나
조금씩 줄어든다. 노년에 접어들면 파킨슨병은 아니더라도 표
정이 많이 사라지고 손이 떨리거나 걸을 때 비틀거리며 걷는
증상이 나타날 수 있다. 도파민을 만드는 세포가 감소한 것이
원인으로 추정된다.

근육세포도 산화되기 쉽지만 근육은 산화로 손상을 입어도
식습관과 운동을 통해 스스로 재생할 수 있다. 하지만 면역계
세포가 산화되면 신체 보호 능력이 약해져서 감기나 감염증에
잘 걸린다.

주름과 검버섯은 늦출 수 있다

항산화를 노화 방지 관리를 위한 기능으로 생각하고 미용 목적으로 관심을 두는 여성이 많다. 시중에는 노화가 시작되는 나이의 여성을 노린 노화 방지 화장품도 많다. 실제로 항산화 기능이 있다면 주름과 검버섯이 생기는 걸 늦출 수 있다.

다만 산화에 취약한 세포에 스트레스까지 더해진다면 외모에 신경 쓸 겨를이 없어질 것이다. 스트레스는 온몸에 영향을 미치지만, '장수하는 뇌'를 생각한다면 뇌에서 단기기억을 관장하는 해마가 스트레스에 매우 취약하다는 점이 중요하다. 그리고 면역계 세포는 산화뿐만 아니라 스트레스에도 약하기 때문에 건강한 뇌와 건강한 신체에는 산화와 스트레스가 치명적일 수밖에 없다.

앞서 미용상의 노화 방지 관리에 대해 이야기했지만, 주위 사람들을 지켜본 바 산화로 인한 '겉모습 노화'를 신경 쓰는 건 기껏해야 75세까지인 듯하다. 75세가 겨우 인생의 3분의 2인 시대가 다가왔다. 그 이후에는 젊은 외모보다 건강한 두뇌와 신체가 더 중요하다는 걸 깨닫는 전환점이 누구에게나 찾아온다.

70대 중반까지 건강하게 살다 보면 '몸은 그럭저럭 건강한데, 뇌는 괜찮을까?' 하는 궁금증이 고개를 든다. 주변에서 "저 사람 치매에 걸렸대", "어디 멀리까지 갔다가 길을 잃어 경찰서에서 연락왔다더라" 하는 이야기를 종종 듣는다. 더 일상적인 사례로 '무거운 물건을 못 들어서 다른 사람에게 장보기를 부탁한다', '대소변 실수를 하기도 한다' 같은 이야기는 항상 들린다.

120세까지 산다고 가정했을 때 그런 문제가 75세쯤 일어나면 3분의 1이나 남은 인생을 누군가의 도움을 받으며 살아야 하는 셈이다. 그렇게 되지 않으려면 세포를 산화시키지 않고, 산화된 것은 되돌리고, 스트레스를 멀리해야 한다. 여러 방법이 있으니 할 수 있는 것부터 하나씩 실천해보자.

제6장

치매 위험을 낮추면
뇌가 장수한다

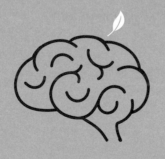

치매라는 벽을
어떻게 넘어야 할까?

　오랫동안 건강하게 사는 '장수 뇌'를 얻으려면 치매라는 벽을 뛰어넘어야 한다. 통틀어 치매라고 부를 때가 많지만 치매에는 여러 종류가 있다. 그중에서도 70%를 차지하는 알츠하이머성 치매는 70~80대에 걸리는 경우가 많은데, 어느 날 갑자기 나타나는 질환은 아니다. 실제로는 40대 정도부터 자기도 모르는 사이 점차 진행된다.

뇌에 생기는 '노인성 반점'이라는 얼룩

　알츠하이머병의 요인은 뇌 속에 만들어지는 단백질의 일종

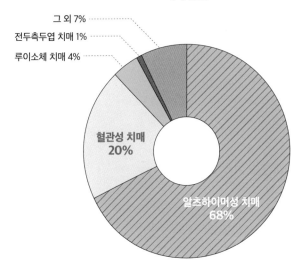

치매 종류

그 외 7%
전두측두엽 치매 1%
루이소체 치매 4%
혈관성 치매
20%
알츠하이머성 치매
68%

출처: 일본 후생노동성

인 아밀로이드-β_amyloid-β가 과하게 증가하는 것이다. 아밀로이드-β는 모든 사람에게 존재하지만 과하게 증가해서 쌓이면 독소를 배출하고 뇌에 '노인성 반점'이라는 얼룩을 만든다.

아밀로이드-β가 지나치게 늘어나지 않도록 하려면 어떻게 해야 할까? 답은 '뇌에 필요한 영양분을 섭취한다', '뇌에 노폐물을 축적하지 않는다', '뇌의 노폐물을 배출한다' 이 세 가지다.

구체적으로 뇌의 노폐물은 염증을 유발하는 병원균, 입안의 세균, 코를 통해 들어오는 곰팡이와 헤르페스 같은 바이러스, 벌레에게 물려서 들어오는 병원균 등의 물질, 그리고 당화단백질, 트랜스지방산 등이 있다.

치매는 뇌만의 문제가 아니다

치매는 뇌만의 문제가 아니라고 확실하게 말할 수 있다. 세계적으로 명성이 높은 의학저널 《랜싯Lancet》은 세계 각국에서 투고된 논문을 해당 분야 전문가가 검수한 뒤 타당한 것만 싣기 때문에 게재된 논문의 신뢰도가 높다.

《랜싯》에서 발표한 '치매 예방·중재·치료에 관한 보고서'에 따르면 12개의 위험인자를 제거하면 치매의 약 40%를 예방하거나 진행을 늦출 수 있다고 한다. 이 보고서는 인생을 청년기, 중년기, 노년기 세 시기*로 나누며 '치매는 60대, 70대를 넘어서부터 시작되는 질환이 아니다. 긴 인생 속에 다양한 위험이 있다'고 말한다. 따라서 치매를 예방하거나 진행을 늦

---

* 청년기는 45세 이전, 중년기는 45세부터 65세 이전, 노년기는 65세 이후를 뜻한다. (옮긴이)

치매 위험인자와 관련 비율

시기	위험인자	관련 비율
청년기	낮은 교육 수준	7%
중년기	청각 장애	8%
	외상에 의한 뇌 손상	3%
	고혈압	2%
	과도한 알코올 섭취	1%
	비만	1%
노년기	흡연	5%
	우울증	4%
	사회적 활동 저하	4%
	대기 오염	2%
	운동 부족	2%
	당뇨병	1%

출처: Gill Livingston 외, 《Lancet》, 〈Dementia prevention, intervention, and care: 2020 report of the Lancet Commission〉, 2020.

※ 각 위험 요소를 없앨 경우 치매 유병률이 얼마나 감소하는지를 백분율로 표시한 표다. (옮긴이)
※ 청년기 결과는 교육 기간이 요인인지, 교육 기간의 차이를 불러 일으키는 가정환경·경제력 차이가 요인인지 불분명하다.
※ 노년기에는 생활습관병의 영향이 감소한다.

추기 위해서는 그 위험들을 최대한 배제하는 게 좋다. 즉 지금 할 수 있는 일을 파악하고 위험을 피하는 게 중요하다는 의미다. 여기서는 중년기의 위험인자를 중심으로 치매를 피하는 방법을 다룰 것이다.

보청기를 부끄러워하면 치매가 성큼

의학저널 《랜싯》에서 발표한 '치매 예방·중재·치료에 관한 보고서'에 나오는 위험인자 중 중년기에 가장 큰 문제는 청각 장애다.

귀가 잘 안 들리면 외부에서 들어오는 정보가 현저히 줄어든다. 따라서 "조금 안 들리는 것 같기는 한데 별일 아니야"라며 난청을 방치하면 안 된다. 보청기를 사용해서 귀를 통해 들어오는 정보가 줄지 않도록 하는 게 중요하다. "아직 젊어서 보청기 끼는 건 부끄럽다" 같은 소리를 할 때가 아니다. 귀마개나 소음 차단 기능이 있는 헤드폰을 착용해서 귀를 보호하면 난청을 예방하는 데 도움이 된다.

그리고 많은 사람이 놓칠 수 있는 부분은 매일 대중교통으로 출퇴근·통학할 때다. 아마도 지하철을 타는 것만으로도 시끄럽다는 사람은 많지 않다. 하지만 일정 수준 이상의 소음이 간헐적으로 귀에 들리면, 당사자는 소음이라고 생각지 않더라도 뇌에 소리를 전달하는 세포는 너무 강한 자극으로 인해 점차 사멸한다. 더군다나 지하철 안에서 이어폰이나 헤드폰을 끼고 큰 소리로 음악을 듣거나 동영상을 시청하는 건 삼가는 게 현명하다.

모르는 사이 녹내장에 걸리는 무서움

난청을 방치하면 치매에 걸릴 위험이 커진다는 인과관계를 보면 자연스레 시력 문제도 신경이 쓰인다. 실제로 중년기에는 노안이 시작되고 노년기 때는 백내장과 녹내장에 걸릴 확률이 증가한다. 눈을 통해 뇌로 들어오는 정보도 중요한데, 노안이 오더라도 노안용 안경과 노안용 콘택트렌즈라는 해결책이 있다.

그리고 백내장에 걸려도 간단한 수술로 치료할 수 있다. 백내장은 눈의 수정체가 뿌옇게 변해 보이지 않는 증상이므로 수정체를 인공 수정체로 교체하면 다시 시야가 밝아져서 잘 보인다.

나이가 많아질수록 백내장에 걸리는 환자가 늘어난다. 내가 진료한 환자들을 기준으로 생각하면 백내장으로 유독 힘들어하는 환자는 신문과 책을 읽는 습관이 있는 환자들이었다. TV를 보거나 사람들과 대화하는 등의 활동은 백내장에 걸려도 크게 불편하지 않다. 평소 활동에서는 시각보다 청각으로 얻는 정보량이 더 많기 때문일 것이다.

40세부터 녹내장 검사

녹내장은 시야가 점점 좁아지는 질환이기 때문에 본인이 알아차리기가 쉽지 않다. 조기 발견과 조기 치료가 중요하고 방치하면 실명할 수도 있다.

성인이 돼서 실명하면 문제가 더 크다. 태어나기 전부터 혹은 어린 시절에 시력을 잃으면 시력을 보완하기 위해 청각과 후각이 더 발달하거나 손끝의 감각이 더 예민해지는 등 다른 감각이 민감해지면서 새로운 기능을 체득하는 경우가 많다. 반면에 나이가 들어서 시력을 잃으면 다른 감각이 급격하게 발달하지 않는다.

시야가 좁아지면 쉽게 넘어지기도 하고 그 바람에 머리를 부딪치기도 한다. 증상이 진행될수록 행동 범위도 좁아진다. 머리를 부딪치는 것과 행동 범위가 좁아지는 것 모두 치매로 가는 지름길이다.

40세부터는 20명에 1명꼴로 녹내장이 발생한다는 자료가 있으므로 정기적으로 안과를 방문해 검사받아보는 걸 추천한다.

축구 경기에서
헤딩이 사라지고 있다

'머리 외상'이라는 말을 들어본 적이 있는가? 말 그대로 머리에 어떤 충격이 가해져 뇌 등에 손상을 입는 것을 말한다. 교통사고, 낙상, 몸싸움 등으로 머리를 크게 다치면 머리 외상을 입게 된다.

그 외에도 검도에서 정수리를 내리치는 기술, 축구의 헤딩, 또는 복싱, 럭비, 미식축구 충돌로 인한 스포츠 외상으로 머리 외상을 입는 경우가 적지 않다. 스포츠 경기 중에 머리를 부딪 쳤지만 금방 통증이 가라앉았다거나, 가벼운 뇌진탕이 발생했지만 시간이 지나니 회복됐다거나, 그때는 괜찮은 듯 보였다가 나중에 인지 기능에 영향이 오는 일도 있다.

2022년 여름 잉글랜드 축구협회가 "12세 이하의 축구 경기에서 고의적인 헤딩을 금지하는 규칙을 시범적으로 도입한다"라고 발표해서 주목받았다. '프로 축구 선수들이 치매를 비롯한 퇴행성 질환으로 사망하는 확률이 일반인보다 3.5배 높다'는 해외 연구 결과를 염두에 둔 시도일 것이다.

내가 진료하는 치매 환자 중에도 젊은 시절 격렬한 스포츠를 했던 남성들이 있다. 혹시라도 비슷한 환경에 놓인 사람이 있다면 지금부터라도 치매 위험을 높이는 행동은 피했으면 한다.

비만은 치매로 이어진다

중년기 치매의 위험인자로 꼽힌 고혈압은, 마찬가지로 중년기 치매의 위험인자인 비만이 원인이 돼서 발생하는 경우가 많다. 이번에는 비만을 중점적으로 다루고자 한다.

고혈압과 비만은 방치하면 대사증후군으로 이어질 수 있는 질환이다. 내장비만에 고혈압, 고혈당, 고지혈증이 결합해서 대사증후군에 걸리면 동맥경화로 인한 심근경색과 뇌경색에 걸릴 수도 있다. 따라서 중년부터 살이 찌지 않도록 조심하면 치매뿐만 아니라 다른 질환도 예방할 수 있다.

조금 통통한 정도야 괜찮지만 무릎이나 다리가 아플 정도로 체중이 많이 나가면 치매 예방 측면에서 큰일이다. 허리에 부담을 주는 자세로 있는 습관도 큰 문제다.

비만 정도가 심하면 체중을 지탱하는 무릎 연골이 닳아 없어져서 관절이 아파진다. 통증을 참고 걷다 보면 결국 뼈가 변형되고 통증이 심해져서 점점 걷기 힘들어지는 악순환에 빠진다. 이 단계에서 체중 감량을 결심하고 감량에 성공하면 좋지만 체중을 줄이는 건 쉽지 않다.

감량하지 못한 채 시간이 많이 지나면 무릎이 아프지 않게 부자연스러운 자세로 앉거나 무릎을 보호하며 걷게 된다. 나중에는 허리도 나빠진다. 물론 과체중 때문에 이미 허리가 좋지 않던 사람도 있을 것이다. 허리가 나빠지면 외출을 꺼리게 되면서 인지 기능에도 나쁜 영향을 미친다.

음주로 기억이 날아갈 때 뇌세포도 함께 날아간다

치매의 위험인자 12개 항복 중 '파도힌 알코올 섭취'는 알코올성 뇌 질환으로 발전할 가능성을 의미한다. 또는 술을 많이 마시는 사람의 인지 기능이 저하되는 알코올성 치매나, 알코올 의존증 환자의 뇌의 전두엽 기능에 초래되는 장애를 의미하기도 한다.

뇌에 뚜렷한 장애가 (아직) 나타나지 않았더라도 '술을 너무 많이 마셔서 집에 어떻게 왔는지 기억이 안 나', '어젯밤에 누가 돈을 냈더라?' 이런 식으로 필름이 끊겼을 때는 분명히 뇌세포가 파괴된 것이다. 이런 일이 반복되면 언젠가는 뇌에 분명한 기능 저하가 발생할 가능성이 있다. 술은 적당히, 즐겁게 자제하며 마시는 게 가장 좋다. 나도 와인을 너무 많이 마시지 않기 위해 항상 절제하고 있다.

술은 적당히 마시자

《랜싯》에 게재된 논문의 표에 의하면 알코올 허용량은 일주일에 21유닛unit 미만이다. 1유닛은 순수 알코올 20g이다. 일주일에 21유닛이 어느 정도인지 쉽게 환산해서 일주일에 마실 수 있는 양을 계산해 봤다. 알코올 함유량 5%인 맥주 350ml가 30캔(매일 마시면 하루에 약 4캔), 알코올 함유량 14%인 와인 720ml가 5병 남짓이며 와인 한 잔을 150ml로 치면 약 25잔(매일 마시면 하루에 약 3.5잔)이라는 계산이 나온다.

주류별 1유닛(순수 알코올 20g) 근사치

맥주	알코올 함유량 5%	중간 사이즈 1병	500ml
청주*	알코올 함유량 15%	1합	180ml
소주**	알코올 함유량 20%	소주잔 2잔	100ml
위스키	알코올 함유량 43%	더블샷 1잔	60ml
와인	알코올 함유량 14%	1/4병	약 180ml
과실주	알코올 함유량 5%	큰 캔 1캔	500ml

* 원문은 '일본주日本酒'이다. 책에서는 누룩과 쌀로 빚은 술의 종류를 일컫는 표현으로
   쓰였으며, 국내 독자에게 더 명확히 뜻을 전달하는 표현으로 대체했다. (옮긴이)
** 원문은 소주 알코올 함유량 25%, 0.6합, 약 110ml로 표기되어 있으나, 국내 상황에
   맞게 바꾸어 제시했다. (옮긴이)

그렇지만 이 데이터는 세계 각국의 방대한 논문을 모아 평균을 낸 결과물이다. 체격이 크고 술을 많이 마시는 해외의 데이터가 섞여있는 것을 고려하면 이 기준량을 참고해 마시는 건 추천하지 않는다.

요통을
악화시키지 말자

치매를 의심하고 내원하는 환자 중에는 정형외과에서 척추관협착증 진단을 받은 사람이 많다. 척추관은 척추의 중심부를 관통하는 파이프 모양의 관을 말한다. 척추관에는 뇌에서 이어지는 신경 다발이 지나고, 척추관이 좁아진 것이 척추관협착증이다. 이 질환에 걸리면 척추관 안에 있는 척수나 신경에 압박이 가해져서 손과 다리에 저림과 통증, 보행 장애, 배뇨 장애 등의 증상이 나타난다.

척추관협착증은 척추의 어느 부위에서나 발생할 수 있지만, 허리 부위에서 발생한 척추관협착증은 간헐성 파행증이라는 특징적인 증상이 있다. 100m가량 걸으면 다리가 아프고 저려서 걸을 수 없게 됐다가 허리가 편한 구부정한 자세로 멈춰서

쉬거나 벤치에 앉은 채 조금 쉬면 통증과 저림이 가라앉아서 다시 걸을 수 있게 되고, 다시 조금 더 걸으면 또 쉬어야 하는 증상이다.

걸을 수는 있지만 조금 걷고 쉬고, 또 걷고 쉬는 패턴을 반복해야 하는 게 지겨워서 외출할 마음조차 사라지기 일쑤다. 이런 식으로 일상 속 걷기를 멀리하게 될 수 있기 때문에 나는 척추관협착증을 치매로 가는 첫머리라고 생각한다.

척추관협착증은 서서히 진행된다. 선천적으로 타고난 뼈 구조, 노화에 의한 뼈 변형, 사고나 스포츠로 인한 외상 등이 원인이다. 어느 정형외과 의사는 "일상에서 허리를 잘못 사용하는 바람에 뼈가 점차 변형돼서 발생하는 경우가 많다. 따라서 생활습관병이다"라고 말하기도 했다. 나이에 상관없이 요통을 앓는 사람이 많은데, 평소 걸을 때나 짐을 들 때 허리에 무리가 가지 않도록 걸음걸이와 자세를 주의해야 한다.

척추관협착증은 수술로 치료할 수 있지만 근본 원인인 허리 사용 습관을 바꾸지 않으면 재발할 우려가 크다. 이런 이유로 한 정형외과 의사는 "재발하더라도 재수술은 거의 하지 않는다"라고 한다.

성큼성큼 걸을 수 있는지 체크

요즘 들어 보폭이 좁아지고 성큼성큼 힘차게 걷기가 힘들지 않은가? 자신도 모르는 사이에 걸음걸이가 변하고 있을 수 있다. 본인은 자신의 걸음걸이에 아무 문제도 못 느끼지만 문지방이나 카펫에 발이 걸려 넘어지는 일이 빈번해진다.

이런 변화는 신경전달물질인 도파민이 줄어든 게 원인일지도 모른다. 뇌의 도파민이 줄어들면 시원시원하게 발을 내딛지 못하고 보폭이 좁아진다. 그리고 팔을 잘 흔들지 않고 종종걸음으로 걷거나 걸을 때 발이 잘 올라가지 않아서 발바닥으로 지면을 쓸 듯이 걷기도 한다.

걷는 방식이 달라졌을 때는 변화를 의식하고, 다리를 들어 올리거나 팔을 흔들며 걸으려고 노력하면 잘 넘어지지 않는다. 스스로 잘 모르겠다면 주변 사람에게 자신의 걸음걸이가 어떤지 봐달라고 해보자.

누구든 나이가 들수록 도파민이 줄어든다

앞서 말한 걸음걸이 문제는 도파민이 감소해서 발병하는 파킨슨병의 특징이기도 하다. 파킨슨병은 손발이 떨리고, 손발 근육이 뻣뻣해지고, 몸 움직임이 둔해지고, 몸이 기울어지고 쉽게 넘어지는 등의 증상이 있다. 도파민을 생성하는 세포가 태어났을 때의 30% 정도까지 줄어들면 파킨슨병으로 진단한다.

50~65세에 발병하는 경우가 많고 나이가 많아질수록 발병률이 높아진다. 60세 이상에서는 100명 중 1명 정도가 파킨슨병에 걸린다는 통계가 있다. 파킨슨병은 젊은 나이에도 발병할 수 있고 40세 이하의 나이에 발병하면 젊은 파킨슨병YOPD, young onset Parkinson's disease이라고 부른다.

파킨슨병을 진단받는 사람은 많지 않지만 도파민을 생성하는 세포는 누구나 나이가 들면서 줄어든다. 줄어드는 속도가 빠른 사람이 파킨슨병을 진단받는 것이다. 아직은 파킨슨병이라고 할 정도로 도파민이 줄어들지 않았더라도 누구나 조금씩 감소하고 있는 건 사실이고 걷는 모습노 소금씩 변해간다.

낙상은 한밤중 화장실에서 일어난다

내가 운영하는 노인요양시설에서는 낙상 사고가 자주 발생한다. 어느 시설이든 사정이 같다. 실내의 낮은 곳에 야간 등을 켜서 발밑을 밝게 하고 시간을 정해서 직원이 화장실로 유도해도, 한밤중에 스스로 화장실에 가려고 하다가 넘어지는 것이다.

'이러다 실수할 것 같아!' 이런 조급한 마음 때문이기도 하겠지만, 걸려 넘어질 만한 방해물이 없어도 고꾸라지는 경우가 있다. 대퇴부 골절에 그치지 않고 머리를 부딪혀서 몇 바늘을 꿰매는 큰 부상을 입는 사람도 있었다.

한밤중에 다녀오는 화장실에는 낙상이 일어날 만한 조건이 너무 많다. '화장실에 가고 싶어서 잠에서 깬다', '졸린 상태에서 일어난다', '용변을 실수하기 싫지만 발걸음이 마음처럼 움직이지 않는다', '어두워서 불안하다' 등 여러 가지 요인이 복합적으로 작용하기 때문이다.

골절을 방지하는 스트레칭

반면에 넘어져도 골절 부상을 입지 않는 사람들이 있다. 첫째로, 유연한 사람은 넘어진 것이 골절 부상으로 이어지지 않는다. 그다음으로 신체 능력이 좋은 사람, 운동 경력이 있어서 순식간에 몸을 보호하는 자세를 취할 수 있는 사람의 경우 큰 사고로 이어지지 않는다.

나이가 들수록 몸은 굳기 마련이다. 평소 스트레칭으로 몸을 부드럽게 풀어두면 넘어져도 골절 같은 부상을 입을 확률이 낮아진다. 낙상을 완벽하게 예방하는 건 어렵겠지만 넘어져도 크게 다치지 않도록 노력해보자.

골절됐다고 누워만 있다가는 치매에 걸리기 십상

넘어져서 골절 부상을 입었다면 대부분의 경우 대퇴부라는 허벅지 뼈가 부러진다. 대퇴부는 무릎에서 고관절 쪽으로 비스듬히 붙어있기 때문에 넘어지면 쉽게 부러진다. 내가 근무하는 병원에 온 환자의 절반 이상이 대퇴부 골절을 계기로 치매에 걸린 케이스다.

대퇴부가 골절되면 간병이 필요하고 침대에 누워있어야 한다. 일본에서는 연간 약 만 명이 대퇴부 골절상을 입었고, 여성이 남성보다 4배나 더 높은 비율을 차지한다. 넘어진 뒤에 골절이 의심되면 입원과 수술 절차를 밟는다. 대퇴골 부상의 경우 대부분 전신마취로 수술이 진행된다. 수술로 골절상은 치료되지만 마취에서 깨어나면 섬망이라는 일시적인 의식 장애를 겪는 사례가 많다. 전신마취는 젊은 사람에게조차 큰 부담이 된다. 75세가 넘으면 수술 뒤에 섬망으로 이어지는 경우가 많아진다.

섬망이 오래 지속되면 향정신성의약품, 진정제, 수면제 등의 약물을 투여한다. 섬망 증상 때문에 재활도 못 하고 약물로 안정을 취하는 상태가 계속되면 신체 기능은 점점 더 저하된다. 섬망 증상이 호전돼서 천천히 몸을 일으키려고 해도 기능 회복이 안 되는 사례가 종종 있다.

침대에 누워만 있다가 그대로 치매

끝내 침대에서 일어나지 못하면 그대로 침대에서만 지내는 쇠약한 상태가 된다. 수술 후 섬망에서 의식을 회복하지 못하고 그대로 치매에 걸리는 케이스도 많다.

　다행히 전신마취로 수술하고 섬망이 없었더라도 열심히 재활 훈련을 받지 않고 몇 주 동안 침대에 누워있으면 몸과 뇌 기능을 다 잃는다. 정신이 흐리지 않다면 힘들더라도 재활 훈련을 열심히 해야 한다. 예전처럼 걸을 수 있느냐 없느냐에 따라 그 이후의 삶의 질이 크게 달라지기 때문이다.

　낙상은 조심 또 조심하기를 바란다. 자세가 구부정해지고, 키가 작아지고, 허리나 무릎에 통증이 생기는 등의 뼈와 관련된 문제는 여성은 50~60대부터, 남성은 80대부터 나타난다.

간병이 필요해지는 원인은
성별에 따라 다르다

나이가 들면 체력이 떨어지는 게 당연할까? 최근 일본에서 화제인 근육감소증sarcopenia과 프레일frail*은 노년기 삶의 질을 유지하는 데 큰 지장을 주는 두 가지 걸림돌이다.

근육감소증은 노화로 인한 근육량 감소를 뜻한다. 다시 말해, 몸을 마음대로 움직일 수 없게 된 것을 계기로 근육량이 줄어들고 신체 기능이 저하된 상태다. 프레일은 나이가 들면서 신체 능력이 저하되고 건강장애가 발생하기 쉬운 노쇠한

---

*   노쇠를 뜻하는 'frailty'에서 비롯된 일본의 조어다. 2014년 일본 노년의학회가 건강한 상태와 보살핌이 필요한 사이의 상태를 프레일(frail)이라고 이름 붙였다. (옮긴이)

상태를 말한다. "침대에서 못 일어나더라도 치매는 안 걸렸으면 좋겠다"라고 말하는 환자도 많다. 물론 간병을 받거나 침대에만 꼼짝없이 누워있는 상태인데 정신이 흐려지지 않은 사람도 있다. 하지만 그런 행운이 누구에게나 찾아오지는 않는다.

지금까지 여러 번 말했듯 자신이 원하는 대로, 자기 힘으로 움직이지 못하게 되면 치매에 가까워지는 케이스가 많다. 아무래도 뇌로 가는 자극이 줄어서 뇌 기능이 약해지기 때문이다.

몸을 움직이고 체력을 유지하는 일

65세 이상을 대상으로 간병이 필요하게 된 원인을 정리하고 표로 만들었다. 남성은 뇌혈관질환, 심장질환 같은 내과적 질환의 비율이 높은 반면 여성은 관절질환, 낙상·골절 같은 외과적 질환의 비율이 높은 것을 알 수 있다.

성별에 따라 차이가 있지만 이 모든 원인은 운동으로 예방할 수 있다. 치매 발병률을 낮추는 핵심은 몸을 움직이고 체력을 유지하는 것이다.

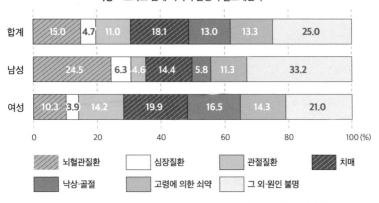

성별에 따른 간병이 필요하게 된 원인(65세 이상)

남성… 갑자기 쓰러져서 간병이 필요해진다
여성… 노화로 인해 서서히 간병이 필요해진다

	뇌혈관질환	심장질환	관절질환	치매	낙상·골절	고령에 의한 쇠약	그 외·원인 불명
합계	15.0	4.7	11.0	18.1	13.0	13.3	25.0
남성	24.5	6.3	4.6	14.4	5.8	11.3	33.2
여성	10.3	3.9	14.2	19.9	16.5	14.3	21.0

출처: 일본 내각부, 《고령사회백서》, 2022.

40세 이후 상태 이상은 남성호르몬 체크

남성의 남성호르몬은 일반적으로 중년기 이후부터 완만하게 감소한다. 여성과 달리 완경 같은 뚜렷한 경계가 없기 때문에 모든 남성에게 갱년기 증상이 나타나는 건 아니다. 또 남성호르몬의 분비량은 개인차가 커서 하나의 특징으로 정리할 수도 없다. 하지만 일부 남성은 고민하는 문제이므로 알아두면 좋다.

남성호르몬이 큰 폭으로 감소해서 일상생활에 지장이 있으면 남성 갱년기 장애로 진단하고 치료한다. 40대 이후의 남성은 언제든지 갱년기 장애가 올 수 있다. 여성은 완경 후 얼마 지나면 여성호르몬이 적은 상태에 몸이 적응해서 증상이 완화되는 반면, 남성의 갱년기는 끝이 없다고 한다.

게다가 남성 갱년기에 대한 인식이 아직 낮고 우울증, 불면증, 집중력·기억력 저하 등 정신적인 증상이 나타나기 때문에 한창 일할 나이의 남성들이 직장을 떠나는 경우도 많다. 정신적인 증상 외에 비만, 빈뇨, 발기부전, 골다공증, 동맥경화, 치매, 근육감소증 등의 증상이 나타날 수도 있다.

남성도 낙상·골절의 위험이 있다

남성은 낙상으로 골절 부상을 당할 가능성이 여성보다 낮지만, 위험성은 있다. 빈뇨가 있으면 야간에도 2, 3번씩 화장실에 갈 수 있다. 근력이 약해져서 걸음이 불안정할 수 있고, 비만 상태면 무릎이 성치 않아 넘어질 수도 있다. 넘어져서 뼈가 부러지는 사고는 여성에게만 일어나는 일이라며 방심하면 안 된다. 남성도 넘어지면 큰일이라는 사실을 명심하자. 그리고 남성 갱년기 증상이나 발기부전 증상이 나타나면 비뇨기과

노화와 스트레스로 남성호르몬이 줄어들면?

· 신체 증상 ·

○ 관절통   ○ 쉽게 피곤함   ○ 비만·대사증후군
○ 근육통(통증을 잘 느낌)   ○ 발한·안면홍조   ○ 빈뇨

· 정신 증상 ·

○ 짜증   ○ 불면증
○ 불안   ○ 흥미·의욕 상실
○ 우울   ○ 집중력·기억력 저하

· 성 기능 증상 ·

○ 발기부전
○ 성욕 저하

에서 진료를 받아보는 게 좋다.

여성호르몬과 치매 사이에는 뼈가 있다

여성은 40세 무렵부터 완경기에 접어들면서 여성호르몬이 급격하게 감소한다. 여성의 몸은 여성호르몬이 뼈를 튼튼하게 만드는 데 큰 역할을 하기 때문에 여성호르몬이 급감하면 뼈

가 빠르게 약해진다.

완경의 평균 연령은 50세라고 한다. 특히 완경 이후에는 여성호르몬 분비량이 거의 0에 가까워지므로 흔히 '뼈에 구멍이 숭숭 뚫린다'고 표현되는 골다공증의 위기가 찾아온다. 골다공증에 걸리면 살짝 넘어져도 뼈가 부러지는 사고가 생긴다.

뼈에 자극을 줘서 골밀도를 높인다

낙상으로 인한 골절상을 피하는 방법은 여러 가지가 있다. 제일 먼저 뼈에 자극을 줘서 골밀도를 높이는 방법이다. 누구나 쉽게 할 수 있는 건 걷기다. 좁은 보폭으로 천천히 걷기보다는 최대한 큰 보폭으로 내딛고 발뒤꿈치로 지면을 힘차게 내디디며 걸으면 뼈에 자극을 줄 수 있다.

완경기 여성이라면 여성호르몬을 약물로 보충하는 호르몬 대체요법이 효과적일 수 있다. 호르몬 대체요법은 HRThormone replacement therapy라고도 부르며 갱년기에 나타나는 다양한 증상을 치료하기 위한 목적으로 시행한다. 완성 전후로 여성이 골밀도가 급격하게 떨어지므로 이 시기에 여성호르몬을 보충하면 골다공증 예방 효과가 있다.

단, HRT는 완경 후 10년 이상 지나면 고지혈증과 동맥경화에 나쁜 영향을 미치는 것으로 밝혀졌다. 때문에 완경 후 이미 몇 년이 지났다면 HRT를 받지 못할 수도 있다. 이럴 때는 정기적으로 골밀도를 측정해서 자신의 뼈 상태를 파악하는 것도 중요하다.

골밀도 검사는 정형외과나 여성병원(산부인과) 등에서 받을 수 있고 검사 결과 골밀도가 눈에 띄게 감소했다면 정형외과에서 약물 치료를 받을 수 있다.

배우자와 사별한 아내와 남편,
누가 더 오래 살까?

　남성과 여성의 수명에 관한 재미있는 연구가 있다. 연구에 따르면 남성은 아내가 먼저 죽으면 수명이 줄지만 여성은 남편이 먼저 죽어도 수명이 줄지 않는다고 한다. 이 결과는 미국, 유럽, 한국, 일본 모두 똑같다. 남성은 아내가 사망하면 식생활의 질이 심각하게 떨어지기 때문이라고 한다.

　부부가 맞벌이하고 집안일도 나눠서 하는 가정이 많아진 요즘 시대에는 딱 들어맞지 않는 이야기일 수 있다. 하지만 집안일을 여성이 하는 게 당연하다고 여기는 세대는 식사를 챙겨주던 아내가 사망하면 남편은 바깥 음식에 의존하게 되고 그 결과 식사의 질이 떨어져서 수명이 줄어든다.

　이와 반대로 그동안 식사를 도맡아 차려온 아내는 남편이 없어져도 식사의 질이 떨어지지 않는다. 이 점이 다른 결과를 부르는 것으로 보인다.

정년퇴직 이후의 부부 관계

남편이 밖에서 활달하게 활동하는 게 좋았던 전업주부 아내라면 남편이 정년퇴직한 다음부터 스트레스가 늘 수도 있다. 이제는 온종일 집에 있는 남편의 몫까지 하루 세 끼를 전부 챙겨줘야 하는 데다 외출하면 남편이 따라나서는 등의 일에 스트레스를 받기 때문이다. 전업주부 여성의 입장에서는 남편은 퇴직한 뒤로 바깥일도 집안일도 하지 않는데, 아내는 남편이 퇴직하면 식사 준비를 더 많이 해야 하는 등 가사노동이 더 늘어나고 자신만의 자유시간도 빼앗기는 것이다. 더군다나 전업주부는 정년이 없는 것을 생각하면 눈앞이 캄캄해진다.

이제는 자기 일은 스스로 하는 게 필수인 시대가 왔다. 나이와 성별에 관계없이 미혼으로 혼자 사는 사람도 있다. 아직 미혼자의 장수에 관한 연구 자료는 없지만, 불편함 없이 혼자 생활하고 있다는 건 혼자서도 잘해 나가고 있다는 증거다. 미혼자는 배우자의 영향을 받지 않고 자신의 수명대로 살 수 있을 것이다.

깜빡하는 정도는 치매가 아니다

경도인지장애MCI, mild cognitive impairment에 대해 들어본 적이 있는가? 치매의 진행 단계는 '경도인지장애 → 초기 치매 → 중등도 치매 → 중증 치매' 이렇게 4단계로 나눈다.

경도인지장애의 주된 증상은 기억력 저하로 자주 깜빡하는 건망증보다는 증상이 더 깊지만 일상생활에 미치는 영향이 크지 않아서 치매로 진단하지는 못하는 상태를 말한다. 이미 초고령사회인 일본에서는 최근 들어 경도인지장애도 보장하는 치매 보험이 등장하고 있다.

한국의 경도인지장애 진단 기준은 네 가지다. 경도인지장애 환자의 10~15%가 치매로 넘어가는 것으로 알려져 있으며 치매의 전 단계로 여겨진다.

· 주관적으로 기억력이나 다른 영역의 인시 기능에 문제를 느낀다
· 객관적인 검사에서 비슷한 연령에 비해서 인지 기능의 저하(하위 16%)가 확인된다.

· 일상생활에는 큰 지장이 없다.

· 치매가 아니다.

꾸미고 싶은 마음이 치매의 바로미터

40대부터 치매가 서서히 진행되기 시작한다는 점을 생각하면 40대, 50대 무렵에 경도인지장애에 걸리는 것이 이상하지 않다. 일반적으로 나이를 먹을수록 깜빡깜빡하는 일이 늘어난다. 처음 겪는 경험에 당황스러운 나머지 자신이 앞서 말한 진단 기준에 해당한다고 생각하는 사람도 많으리라. 더 확실한 분석을 위해서는 경도인지장애의 기억력 저하 증상을 알아두면 좋다. '조금 전 일을 까먹는다', '새로운 것을 기억하지 못한다'는 이 두 가지 특징에 주목해서 분석하자. 이에 더해 인지 기능이 저하되면 '두 가지 일을 동시에 할 수 없다', '업무나 집안일을 수행하지 못한다' 등의 변화도 나타난다.

그러나 자기 자신을 객관적으로 판단하는 건 어려울 수 있다. 이럴 때 또 다른 기준이 되는 건 '꾸미고 싶은 의욕이 있는가?', '몸을 청결하게 유지하고 있는가?', '젊어 보이고 싶은 마음이 있는가?' 등 남의 시선을 의식하는지 여부다.

인지 기능이 떨어지면 외모에 신경 쓸 여유가 없어진다. '오늘은 이거 입고 가야지', '머리카락이나 몸에서 냄새 안 나나?', '화장 이상하지 않나?', '수염 안 깎으니까 늙어 보이네' 처럼 평소 외모와 관련된 생각을 한다면 안심해도 된다.

어느 부부가 클리닉에 찾아왔을 때의 일이다. 아내가 남편의 치매를 의심하고 내원했다. 아내는 "남편이 운전할 때 길을 자주 잘못 들어요"처럼 사소한 실수를 늘어놓으며 "치매가 아닐까요?" 하고 진지하게 말했다. 남편이 치매로 의심받고 있다고 해서 아내의 이야기만 들을 수는 없기 때문에 아내를 다른 방으로 보낸 다음 남편과 이야기를 나눴다.

그런데 아내가 사라지자마자 남편이 아주 밝은 태도로 말하기 시작했다. "오늘은 이 옷이 아니라 제가 제일 좋아하는 재킷을 입고 싶었는데 비가 와서 관뒀어요"라는 남편의 말을 듣자마자 치매가 아니라는 진단을 내릴 수 있었다. 남편은 내가 묻는 말에 정확히 대답했고 옷차림에도 신경을 많이 쓰는 사람이었다. 인지 기능이 저하된 사람은 이렇게 행동할 수 없다.

치매가 진행되고 있던 사람도 치료를 받고 증상이 호전되면 겉모습이 두드러지게 달라진다. 집 앞에 잠깐 나가듯 슬리퍼를 신고 내원하던 사람이 옷을 차려입고 화장을 하고 헤어스타일도 신경 쓰는 등 눈에 띄는 변화가 있다.

제7장

본연의 뇌기능을 따르면
뇌가 장수한다

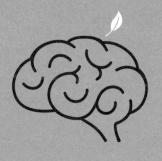

외로우면
정말 불행할까?

뇌는 저마다 개성이 있고 뇌의 개성을 활용하는 건 정말 중요하다. '자신의 뇌가 타고난 본연의 능력'을 '본뇌本腦'라고 정의하고자 한다. 이 '본뇌'에 따라 살아야 뇌가 장수하는 데 도움이 된다.

직장을 그만두면 사회와의 연결고리가 느슨해지고, 나이가 들면 배우자가 사망하거나 또래 친구가 줄어드는 게 자연스러운 흐름이다. 그런 상황에서도 '외로운 것만큼 불행한 일은 없으니 친구를 사귀고 외로움에서 벗어나자'고 권유하는 사람들이 꽤 많다. 젊은 사람 중에서도 '외롭게 지내는 건 좋지 않으니 다양한 커뮤니티에 참여하는 게 좋다'고 주장하는 사람들이 더러 있다.

하지만 내가 오랫동안 사람을 관찰한 결과, 3명 중 1명가량은 다른 사람과 어울리지 않는 타입이었다. 타인과 어울리기보다는 혼자가 편하거나 자신만의 세계를 즐기고 싶은 사람에게 '혼자 있는 것'은 더없이 행복한 일이다.

'늙어서 외로우면 불행하다'는 건 사람은 사람들과 함께 지내는 게 바람직하다고 생각하는 사람의 주장일 뿐, 모든 사람에게 해당하는 말이 아니다. 혼자 지내는 걸 선호하는 개인주의적인 사람은 의외로 많다.

나쓰메 소세키에게 배우는 개인주의의 메리트

일본의 유명 소설가인 나쓰메 소세키의 강연문을 엮은 《나의 개인주의》라는 책이 있다. 이 책은 개인주의의 핵심은 고독의 세계를 즐기는 것이며 자신의 개성을 추구하려면 타인의 개성을 존중하는 자세가 필요하다고 말한다. 그리고 자기 생각대로 사물을 판단하고 진정으로 자신이 지향하는 바를 추구하는 게 바로 개인주의라고 한다.

개인주의라는 말을 들으면 '이기적이다', '사회성이 없다', '외골수다' 같은 부정적인 이미지를 떠올리는 사람이 많겠

으나, 개인주의로 살아가는 게 더 편하다는 사람도 분명 존재한다.

개인주의자는 장수에 대비해서 친구를 만들려고 조급해할 필요가 없다. 특별히 좋아하는 일이 없고 자신만의 세계라는 거창한 것이 없더라도 혼자 있을 때가 편하다면 굳이 다른 사람들과 어울리지 않고 독서, 산책, TV 시청, 음악 감상 등으로 시간을 보내면 된다. 평소에는 혼자 지내고, 좋아하는 취미 모임에만 참가한다든지 주민 센터의 흥미 있는 강좌를 수강한다든지 한다면 사회에서 고립되지 않는다.

일을 하다 보면 다른 사람과의 소통이 필요한 순간이 있다. 자신이 개인주의자 성향을 지닌 걸 알고 있는 사람은 소통을 꼭 하지 않아도 되는 직업을 택할지 모른다. 이것은 뇌에 좋은 선택이다. 싫어하는 일을 최대한 줄이면 뇌가 편안해하기 때문이다.

일을 하다가 자신이 사람들과 잘 어울리지 못하는 타입이라는 걸 알게 됐다면, 업무와 사생활을 확실히 구분하는 게 좋다. 그날의 업무가 끝난 뒤나 휴일에 상사, 동료, 거래처 등이 식사나 술자리를 제안하는 경우에는 완곡하게 거절하자. '완곡하게'라는 게 참 머리 아픈 일이지만, 이 정도는 필요한 사회성이라고 여기고 극복해보면 어떨까?

요즘은 야유회가 없는 회사, 회식이 자율 참석인 회사, 신년회·송년회가 사라진 회사도 속속 생기는 추세다. 이렇게 개인주의자에게 반가운 환경이 계속 늘면 '장수하는 뇌'를 갖는 사람도 늘어날지 모르겠다.

　지금까지 개인주의자 타입인 사람들의 입장을 이야기해봤다. 반대로 사람들과 함께 있을 때 즐겁고 편안하고, 혼자 있는 게 외로운 사람은 다른 사람들과 함께 어울리며 지내는 게 뇌에 좋을 것이다. 자신이 타고난 뇌의 특성에 따라 사는 것을 삶의 우선순위에 두자.

사람들과 지내지 않아도
인지 기능이 유지되는 사람

    타인과 소통하는 건 뇌에 중요한 활동이다. 그렇다고 사람과 대화를 잘하지 않는 사람의 인지 기능이 반드시 저하되는 건 아니다.

    내가 운영하는 노인요양시설의 입주자 중에는 남편을 여의고 홀로 입주한 90세에 가까운 여성이 있다. 이분은 신문을 매일 세 장 정도 읽는다. 취미로 합창단 활동을 해오다가 코로나 사태로 합창단 연습이 없어지면서 사람들과 대화할 기회가 줄었는데, 하루도 빠짐없이 테이블에 앉아 혼자 신문을 읽는다. 시설 내에서 다른 입주자들과 어울리는 일도 없다.

    오랫동안 신문을 읽은 덕분인지 타고난 기질인지는 모르겠지만, 생각과 행동에 아무 문제없이 아주 건강하다. 이 같은 사례를 보면 자아가 확고한 사람은 타인과 대화하지 않아도 인지 기능이 떨어지지 않는다는 걸 알 수 있다.

능숙하게 소통할 줄 몰라도 괜찮다

무리에 섞이는 걸 좋아하지 않는 사람은 다른 사람들로부터 "사람들이랑 대화 좀 하고 살아" 같은 참견을 종종 듣는다. 하지만 그들은 억지로 사람들과 어울리기보다는 자신이 좋아하는 혼자만의 활동을 해야 훨씬 행복하다.

직장에서는 어느 정도의 의사소통 능력이 필요하다. 학교 교육에서 사회성을 기른다는 목적으로 의사소통 능력을 중요시하는 건 이해된다. 하지만 70세, 80세, 90세의 나이로 자기 삶이 이미 자리 잡은 사람에게 소통 능력이 떨어진다며 "사람들이랑 좀 더 많이 소통하세요"라고 조언하는 건 지나친 참견이다.

나이에 상관없이 사람과 대화하는 건 어려워하는 사람들이 있다. 뇌가 그런 개성을 지닌 것이다. 못하는 것, 싫어하는 것을 극복하려고 노력하는 것보다 잘하는 것, 좋아하는 것에 시간을 쓸 때 뇌의 능력을 훨씬 잘 활용할 수 있다.

시간은 모든 사람에게 평등하게 주어진다. 누구에게나 하루는 24시간이다. 잘하고 좋아하는 일에 시간을 투자하고 자아를 확립하면 타인과의 소통만큼 뇌에 좋은 영향을 준다.

80세가 넘으면 또래 친구의
절반이 사라진다

내가 지금까지 만난 많은 100세 이상의 장수인은 자신만의 세계를 즐기고 있었다. 자신이 좋아하는 일을 하는 덕분에 뇌가 건강하고 지루할 틈이 없고, 지치는 법도 없었다.

하지만 모든 사람이 젊은 시절부터 자신의 세계를 즐길 줄 아는 특별한 재능을 가졌던 것은 아니다. 그들은 70세가 지나서부터, 주변 사람은 줄었을지라도 자신은 건강하고 좋아하는 일을 할 수 있는 사람이란 사실을 깨닫고 그 세계를 넓혀온 것이다. 둘러싼 환경이 바뀌면 자신의 길이 보인다. 오래 살았기 때문에 보이는, 건강하게 장수한 사람들이 맛보는 즐거움이라고 말할 수 있다.

인생이란 무대에 혼자 남을지도 모른다

지금 30대~50대의 나이에 '내가 뭘 하고 싶고 뭘 해야 하는지 몰라서 심심해', '혼자서는 너무 외로워서 힘들어' 이런 고민을 하는 사람은 나중에 외로움에 시달릴지도 모른다. 아무리 장수 시대라고 해도 80세가 지날 즈음에는 또래가 절반밖에 남지 않기 때문이다.

인생의 마지막까지 모든 사람과 함께 할 수는 없다. 또, 인생이라는 무대에 나 혼자만 남는 상황도 존재한다. 적어도 60세 무렵부터 시작해서 70세를 맞이할 때까지는 혼자서도 즐길 수 있는 자신만의 세계를 발견할 수 있도록 준비하는 것을 추천한다.

북유럽은 노인을 위한
프로그램이 다채롭다

    노후에는 어떻게 지내야 할까? 퇴직 후 시간이 많아진 사람을 위한 여가 시간 활용법은 북유럽 국가의 사례를 참고하면 좋다. 스웨덴 같은 북유럽 국가는 노인복지 선진국으로, 국가에서 도입한 노인 여가 활동 프로그램이 많다. 춤, 정원 가꾸기, 잡초 뽑기, 잔디 깎기, 블루베리 따기 등 삶을 즐기고 풍요롭게 살 수 있는 활동들이 준비돼 있다. 그리고 모든 프로그램이 몸을 적당히 움직이는 활동이라는 점에서 아주 바람직하다.

일본의 노인 복지 현주소

북유럽과 다르게 내가 사는 일본의 현재 모습을 보면 60대, 70대 노인은 집에서 한가하게 TV만 보거나, 아내에게 이끌려 겨우 외출하는 남성이 흔하다. 또 두뇌 트레이닝이라면서 스도쿠나 낱말풀이 같은 퀴즈를 푸는 사람도 곧잘 보인다. (어쩔 수 없이) 일벌레로 살면서 '취미는 시간 낭비고 사치'라고 생각해온 사람이라면 앞으로 무엇을 해야 할지, 무엇이 하고 싶은지 모를 수 있다.

그렇게 생활하다가 80대에 접어들고 몸 이곳저곳이 쇠약해지면 가족이 알아본 데이케어센터(노인주간보호센터)에 위탁되어 원치 않게 노래를 부르거나 종이접기 같은 활동을 하기도 한다. 일본의 시설에서 제공하는 프로그램은 현재 할 수 있는 활동을 하면 된다는 목적으로 개설된 단순한 프로그램이 많다. 더 다양한 활동, 몸을 최대한 움직이는 활동, 삶이 더 쾌적하고 즐거워질 수 있는 활동을 고민하면 좋겠다.

몸을 움직이지 않고 의욕 없이 지내면, 몸과 뇌 전부 점점 쇠약해진다. 결국 병상 생활을 하게 되는 것은 불 보듯 훤한 수순이다. '장수하는 뇌'를 가진 사람과 정반대다. '장수하는 뇌'를 위해서는 자신의 욕구를 충족하는 시간을 조금이라도 만들어서 즐겁고, 재미있고, 기분이 좋아지는 일을 해야 한다. 예를 들어 누군가에게는 운동 선수나 연예인을 응원하는 일이, 또 다른 누군가에게는 남을 돕는 일이 자신의 욕구를 채우는 것일 수 있다. 살아있는 동안 자신이 하고 싶은 일이 무엇인지 찾아내고 자신의 욕구에 따르는 게 아주 중요하다.

흥미 있는 일을 해본다

흥미가 느껴지는 일을 하는 것도 뇌에 좋은 영향을 준다. 취미를 추구하다 보면 자신의 세계도 넓어진다. 취미라고 하면 괜히 번듯한 활동을 해야 할 것만 같다. 노래를 부르며 스트레스를 풀 수 있다면, 혼자서든 누군가와 함께든 노래방에 가는 것도 좋은 취미다. 합창단에 들어가거나 집에서 노래를 틀어놓고 노래를 부르는 것 또한 훌륭한 취미다. 새로운 활동을 하면 뇌에 자극이 가서 뇌가 활성화되므로 평소와 다른 장르나 새로운 노래에 도전해보는 것도 좋다.

악기 연주도 추천한다. 나는 40세부터 피아노, 50세부터 플루트를 시작했다. 바이올린도 조금 다룰 줄 안다. 뇌의 노화 방지를 목적으로 피아노를 치기 시작했지만, 결과적으로는 피아노를 아주 좋아하게 됐다. 피아노는 양손을 따로 움직이기 때문에 뇌를 굉장히 많이 쓴다. 나는 오른손의 음계와 왼손의 음계를 동시에 보고 곧바로 반응하기가 어려워서 악보를 외운 다음에 연주한다.

플루트는 폐의 노화를 방지하기 위해 횡격막을 단련하려고 시작했다. 관악기인 플루트는 소리를 내려면 복식호흡을 익혀야 한다. 바이올린은 피아노·플루트와는 전혀 다른 방식으로 신체를 사용한다. 왼손의 손끝으로는 현을 누르고 오른팔로는 활을 움직여서 연주하는 악기다.

세 가지 악기를 다뤄보면서 악기마다 뇌의 다른 부분을 사용한다는 걸 경험했다. 나는 악기가 뇌에 어떤 영향을 미치는지 직접 검증하고 싶어서 세 가지를 배웠지만 한 가지만 다뤄도 충분하다. 피아노, 플루트, 바이올린을 비롯해 기타, 우쿨렐레, 색소폰, 드럼 등 어떤 악기든 뇌에 자극을 주는 건 확실하다.

그림 그리기도 좋고, 조각보 만들기, 십자수, 옷 만들기 같은 수공예도 좋다. 요리를 열심히 하거나 제과·제빵을 하는 것도, 시를 짓거나 글을 쓰는 것도 좋은 활동이다. 외국어나 컴퓨터 프로그래밍에 도전해보는 것도 좋다. 또 요즘은 나이 상관없이 팬이 늘고 있는 e스포츠도 새로운 도전이 될 수 있다.

체력이 떨어지더라도 계속할 수 있는 취미

야구, 골프, 겨울 스포츠, 자동차, 오토바이처럼 활동적인 취미 생활을 하는 사람도 많겠지만, 나중에 체력이 떨어지더라도 계속할 수 있는 취미를 만들면 좋다.

취미라고 할 만한 게 없다면 마트를 구경해보는 건 어떨까? 마트에서 장 보는 일이 익숙한 사람이라면 장보기를 위한 마트 방문이 아니라 윈도쇼핑을 한다는 기분으로 마트에 진열된 것들을 천천히 구경하면 평소와는 색다른 재미를 느낄 수 있을 것이다. 평소 배달 음식과 외식에 익숙한 사람, 다른 가족 구성원이 대신 장을 봐주던 사람이라면 마트라는 장소가 신선하게 느껴질 수 있다.

식품 코너에 가도 뭐가 어디에 있는지 모르고, 비슷한 상품이 즐비하게 진열돼 있어 무엇을 골라야 하는지 당황스러울 것이다. 두부를 사려고 두부 코너에 가도 진열대에 놓인 다양한 종류의 두부를 보며 무엇을 골라야 하는지 모를 수 있다. 집에서 자주 먹던 것을 사고 싶어도 요리를 다른 가족이 도맡아 했다면 늘 먹던 제품이 무엇인지조차 알 수 없다.

영 어색할지 몰라도 자신만의 기준을 정하고 제품을 고르는 것이 곧 두뇌 트레이닝이다. 항상 같은 가게만 다니지 않고 여러 곳을 돌아다니며 상품이 진열된 모습과 가격을 비교하거나 인터넷 장보기를 이용하는 것도 좋은 방법이다.

청소와 세탁에 더 깊게 관심 가지는 것도 좋은 취미다. 집안일은 반복 작업이라서 비교적 무난하게 해낼 수 있겠다. 하지만 평소 하던 것보다 더 높은 완성도를 목표로 삼거나 시간 단축을 목표로 삼으면 뇌가 그만큼 열심히 일한다. 청소 도구를 바꿔본다든지, 로봇청소기 기능을 더 잘 활용한다든지, 세탁소에 맡기지 않고 집에서 세탁하는 방법을 생각해 본다든지, 다 마른 세탁물을 효율적으로 접는 방법을 찾아보거나 빨래를 개고 보관할 때의 동선을 더 효율적으로 바꿔본다든지 등등 방법은 무궁무진하다.

때로는 몸이 원하는 음식을
자유롭게 먹는다

책 등을 통해 나의 식단을 소개하면, 이것을 본 환자들이 "정말 이것만 먹어야 하나요?"라며 물을 때가 있다. 현재의 식단으로 바꾸고 난 다음부터 일에 집중도 잘되고 배고픔도 느끼지 않아서 개인적으로 나는 만족스럽다. 그래서 정말 책에서 말한 식단을 매일 지키고 있다.

그렇지만 한 달에 한 번 정도는 "○○가 먹고 싶어!" 이런 마음이 든다. 점심 무렵부터 이유 없이 메밀국수가 당겨서 저녁에 메밀국수집에 간 적도 있다. 그래스패드 비프(풀을 먹고 자란 소고기)나 장어가 먹고 싶을 때도 있다. 나는 평소 흰쌀밥을 먹지 않는데, 단골 장어집에서는 흰쌀밥 위에 밥이 보이지 않을 정도로 큰 장어구이가 올라간 장어덮밥을 먹는다. 태국

식 카레가 먹고 싶거나 북경오리가 먹고 싶을 때면 태국 음식점과 중국 음식점에 가기도 한다. 태국식 카레는 밥과 함께 먹고, 북경오리는 얇은 밀전병에 싸서 먹는다.

몸이 원하는 음식을 먹는 것도 중요하다

맛집 탐방이 중요한 게 아니다. 몸이 원하는 음식을 먹는 것이 중요한 것이다. 내가 운영하는 노인요양시설의 한 입주자와 있었던 일이다. 그 입주자는 평소와 다르게 기운이 없고 밥도 잘 먹지 못했다. 평소 먹던 식사를 거부하기에 "뭐가 먹고 싶으세요?"라고 물으니 "장어가 먹고 싶어요" 하고 답했다. 그래서 원하는 대로 장어 요리를 준비하니 입주자의 식욕이 돌아왔다. 기운이 없고 체력이 떨어졌을 때 무언가 먹고 싶다면 식탐이 아니라 몸이 원하고 있다는 신호이지 않을까? 평소 식생활에 신경을 쓰고 지내다 보면 몸이 보내는 신호를 쉽게 알아차릴 수 있을 것이다.

뇌를 위해서라도
미소가 중요하다

개인주의자든 아니든 모두가 할 수 있는 처세술이 있다. 바로 미소를 짓는 것이다. 물론 마음에서 우러나온 미소가 가장 좋겠지만, 진심에서 비롯되지 않았더라도 입꼬리를 올리고 눈을 가늘게 뜨고 미소 지으면 상황이 잘 풀리는 경우가 많다. 주변 사람들이 모두 웃고 있는 가운데 혼자만 찌푸리고 있으면 이상하고 어두운 사람으로 보일 수 있다.

개인주의적인 삶을 추구하는 건 나쁜 일이 아니지만, 정도가 지나치면 고립될 수 있다. 다른 사람들에게 '엮이고 싶지 않은 사람'이 되어 사회에서 고립되면 이것이 치매의 원인이 될 수 있다. 재미없는 일에 웃는 게 어려울 수 있지만, 남들이 웃을 때 함께 웃는 연습을 반복하다 보면 습관이 된다. 습관이

자리 잡으면 크게 힘들지 않다. 분위기가 좋지 않은 것 같을 때는 일단 미소를 장착하자. 분명 도움이 될 것이다. 미소 짓는 건 처세술이라고 마음속에 새겨두면 최소한의 사회적 관계를 유지할 수 있다.

찌푸린 얼굴이 치명상으로 돌아올지도 모른다

웃는 얼굴이든 찌푸린 얼굴이든 전염성이 있다. 미소는 마음을 열었을 때 나오고 찌푸린 표정은 마음을 닫았을 때 나온다. 상대방이 얼굴을 찌푸리고 있다고 상상해보자. '잘못했다가는 화내지 않을까?', '아무 내색하지 말고 이 상황을 넘겨야겠어' 같은 생각을 하며 입을 다물게 된다. 찌푸린 얼굴은 대화를 끊는 가장 강력한 무기인 것이다.

그 외에도 '모든 이야기를 부정부터 시작하는 것', '남의 험담을 하는 것', '설교하는 것', '자랑을 늘어놓는 것'도 남을 불편하게 만드는 행동이다. 남의 비위를 맞추고 아첨할 필요까지는 없지만 미소는 중요한 커뮤니케이션 기술이다.

'장수하는 뇌'가 되려면

TV와 인터넷을 통해 매일 쏟아지는 정보 속에서 나의 의지대로 선택하고 살기 위해서는 어떻게 해야 할까? 그 해답은 '자기 내면에 가치 판단의 기준을 확실히 갖는 것'이다. 의료와 식생활이 아무리 복잡해져도 '나는 이렇게 하고 싶고, 내가 받아들일 수 있는 범위는 여기까지야'라는 자신만의 기준이 있으면 무엇을 선택할지 판단하기 어렵지 않다.

기준을 가진다는 건 자신의 신념을 가지는 것이기도 한다. 이 책에서 소개한 히노하라 시게아키 선생과 미우라 게이조 씨도 확고한 신념을 지니고 있었다. 자신의 신념에 따른 결과 히노하라 선생은 105세, 게이조 씨는 101세까지 살 수 있었던 것 아닐까.

99세의 나이로 작고한 세토우치 자쿠초瀨戶內寂聽 스님도 내면의 축이 뚜렷한 분이었다고 생각한다. 남이 뭐라고 해도 자신의 신념을 지키고 설령 전쟁이나 테러, 지진이 일어나도 향하는 길이 달라지지 않는 사람이 오래 산다.

누구나 세상에 이름을 남기는 삶을 살아야 한다는 말은 아니다. 삶의 질에 대한 고민 끝에 100년, 120년 동안 동기부여가 될 수 있는 자신만의 기준을 정하고 가치관을 가지는 것이 '장수하는 뇌'로 가는 길이라고 생각한다.

현대의 의료는 끊임없이 진화하고 있다. 먹는 것, 이동 수단, 의사소통 방식 등 생활 전반에 걸쳐 새로운 것들이 쏟아진다. 겨우 60여 년 살아온 나의 삶을 돌이켜봐도 모든 것이 빠른 속도로 바뀌고, 다양한 최신 정보가 마치 아메바처럼 증식했다.

긴 세월 동안 의학계에서 당연하게 믿어왔으나 사실이 아니었던 사례는 셀 수 없이 많다. 끊임없이 변화하고 정보량이 늘어나는 이런 사회에서 지낸다는 것은 곧 현대 사회의 시스템에 많은 영향을 받으면서 살아간다는 걸 의미한다.

무한히 펼쳐진 선택지 중에서 뭔가를 선택하려면 큰 노력이 필요하다. 그렇지만 다르게 생각하면 수많은 선택지 가운데 자신이 직접 원하는 선택을 할 수 있다는 뜻이기도 하다. 자신의 삶의 방식과 의지에 따라 선택을 결정한다는 것과 같으며, 즉 스스로 구축한 세상에 단 하나뿐인 삶의 방식인 것이다.

누군가가 제시한 것, 사람이나 기계가 미리 선별한 것 중에서 고르면 편하겠지만 진정한 자신에 도달하기는 어렵다. 그렇기 때문에 스스로 선택하는 게 더 힘들더라도 감수할 가치는 충분하다.

자신만의 기준을 찾으려면 고민해야 한다. 무엇을 위해 사는가, 내 삶의 의미는 무엇인가. 사춘기 때 '나는 왜 사는가' 고민해본 사람도 있을지 모른다. 이 고민은 사춘기 때 찾아온 고민을 해결하는 수단일 뿐만 아니라 높은 삶의 질을 유지하며 제대로 살아가기 위한 뇌를 얻는 수단이기도 하다.

자신만의 기준과 가치관은 하루아침에 만들어지지 않는다. '다양한 경험을 쌓다가 문제가 생겼을 때는 고민을 해보자', '삶의 원동력을 계속 유지하려면 어떻게 해야 할까?', '업무, 집안일, 공부 효율을 어떻게 높일까?', '인간관계가 고민될 때는 상대 입장에서 생각하자', '미래가 불안하면 지금 할 수 있는 일에 열중하자', '뭐가 좋고 뭐가 싫지?', '무리하고 있지는 않겠지?' 등등 다양한 해결책을 내리고 여러 고민을 하는 과정에서 서서히 만들어지는 것이다.

사춘기 때 고민, 사회에 나와서도 고민, 30세가 돼서도 또 고민…. 이렇게 고민으로 하루하루를 보내다가 40세, 50세쯤 자신만의 확고한 기준을 세우는 것이 가장 이상적이다. 물론 70세, 80세라도 아직 늦지 않았다.

자신이 원하는 게 무엇인지 골똘히 생각하고, 흔들리지 않는 기준을 가질 수 있는 사람은 틀림없이 '장수하는 뇌'를 갖게 될 것이다. 독자들과 함께 즐겁고 씩씩하게 인생을 걸어 나가고 싶다.

장수하는 뇌

초판 1쇄   2023년 11월 10일

지은이 시라사와 다쿠지
옮긴이 정연이
펴낸이 최경선
편집장 유승현   **편집2팀장** 정혜재

책임편집 이예슬
마케팅   김성현 한동우 구민지
경영지원 김민화 오나리
디자인   김보현 이은설

펴낸곳 매경출판㈜
등록 2003년 4월 24일(No. 2-3759)
주소 (04557) 서울시 중구 충무로 2(필동1가) 매일경제 별관 2층 매경출판㈜
홈페이지 www.mkpublish.com   **스마트스토어** smartstore.naver.com/mkpublish
페이스북 @maekyungpublishing   **인스타그램** @mkpublishing
전화 02)2000-2612(기획편집) 02)2000-2646(마케팅) 02)2000-2606(구입 문의)
팩스 02)2000-2609 **이메일** publish@mkpublish.co.kr
인쇄 · 제본 ㈜M-print 031)8071-0961
ISBN 979-11-6484-620-7(03510)